Hilf Dir selbst!

Probleme mit Gelenken

Dr. med. Ulf Böhmig · Dr. H. H. von Wimpffen

Probleme mit Gelenken

Wirksame Hilfe durch
Heilpflanzen und
Homöopathie,
spezielle Ernährung,
Wasseranwendungen,
Gymnastik

Seehamer Verlag

Erläuterung der im Buch verwendeten Symbole:

✉ = Zuschriften der Zuschauer zur Fernsehserie „Die Sprechstunde"

✄ = Tips und besondere Hinweise

✠ = Warnhinweise

Genehmigte Lizenzausgabe 1998
für Seehamer Verlag GmbH, Weyarn
© Copyright by Verag Orac im Verlag Kremayr & Scheriau, Wien
Alle Rechte vorbehalten
Gestaltung: Impressum GmbH, Dachau
Illustrationen: Gerti Gnan
Umschlaggestaltung: Bine Cordes, Weyarn
Umschlagabbildung: Bildagentur Mauritius, Mittenwald
Printed in Austria
ISBN 3-932131-69-X

Inhaltsverzeichnis

Man ist so alt wie seine Gelenke ...

„Morgenstund hat Gold im Mund" (oder Blei im Hintern), „Gesundheit ist das halbe Leben", „Man ist so alt, wie man sich fühlt", „In einem gesunden Körper wohnt ein gesunder Geist", „Wer rastet, der rostet", „Nach dem Essen sollst du ruh'n oder tausend Schritte tun" – fromme Sprüche, kluge Sprüche, Vorsorgeermahnungen und Binsenwahrheiten, aus alten, längst vergangenen Zeiten, die beim modernen Menschen im besten Fall ein Achselzucken, einen Seufzer der Hoffnungslosigkeit hervorrufen.

Was soll ein Rheumatiker, ein von Arthrose Befallener mit dem gut gemeinten Hinweis „Man ist so alt wie seine Gelenke" anfangen? Wie bei kaum einem anderen Krankheitsbild scheint eine Vorsorge bei Gelenkerkrankungen nur schwer möglich – zumindest aber ist der Vorsorgegedanke im Bewußtsein weiter Kreise der Bevölkerung mit Sicherheit nicht vorhanden. Patienten berichten, daß sie vor ihrer Erkrankung so gut wie nie etwas von Vorbeugung gegen Gelenkerkrankungen gehört haben. Wie soll man einem jungen Menschen klarmachen, daß bestimmte Lebensmittel, im Übermaß genossen, später einmal zu schweren Gelenkerkrankungen führen können?

Kein Mensch wird sich mit 20 Gedanken darüber machen, welche gesundheitlichen Probleme auf ihn im „reifen Alter" zukommen werden – es sei denn, die Eltern tun es; die bestmögliche Vorsorge bei Gelenkerkrankungen wäre zweifellos eine Erziehung zur ausgewogenen Ernährung in der Familie: ballaststoffreich, mit viel Gemüse und naturbelassenen Lebensmitteln, vitaminschonend gekocht.

Der Mensch hat über 200 Knochen, von denen beinahe jeder unerwartet, urplötzlich von einem Schmerz befallen werden kann, der sich scheinbar unaufhaltsam ausbreitet, mehrere Knochen, Gelenke erfaßt, bis schließlich jede Bewegung zur Qual wird. Mit vierzig fangen die Schmerzen an – wenn man Glück hat –, und sie begleiten einen dann bis zum Tod. Trotz der Segnungen der modernen Pharmakologie und Medizin, trotz Antibiotika, entzündungshemmender Medikamente, Wärme- und Kältebehandlung, physikalischer Therapie, Operationen, strenger Diäten oder gar künstlicher Gelenke.

Die drohende Zukunft vor Augen, beginnt man sich zu fragen, was man wohl falsch gemacht hat. Aber nur die stark Übergewichtigen und jene, die ein Berufsleben lang einer einseitigen Belastung ausgesetzt waren und sich Haltungsschäden zugezogen haben, können sich Vorwürfe machen – alle anderen müssen die sich mehrenden Schmerzen als einen Schicksalsschlag hinnehmen, mit dem man leben muß. Was Wunder, wenn die Menschen im Laufe der Jahrhunderte unentwegt auf der Suche waren nach schmerzlindernden Mitteln und heilenden Therapien. Der Vormarsch der Chemie hat viele dieser Mittel und Methoden in Vergessenheit geraten lassen, und erst die Enttäuschung über die ausbleibende Heilung sowie die Angst vor Nebenwirkungen haben das Interesse an Überlieferungen der Erfahrungsmedizin und naturheilkundlichen Mitteln geweckt.

Doch der Weg zur Naturheilkunde verläuft meist über schmerzliche Stationen. Beim Auftreten der ersten Schmerzen in den Gelenken bespricht man sich mit Freunden, Bekannten, Kollegen, um sich zunächst einmal damit abzufinden, daß man eben älter wird, in ein Alter mit „Zipperlein" kommt (wobei interessant ist, daß die ursprüngliche Bedeutung des Wortes keineswegs „Wehwehchen", sondern „Fußgicht", also ein Gelenkschmerz war), daß alles eine Folge der modernen Zeit, des ständigen Stresses sei. Man findet sich zunächst einmal mit den Schmerzen ab, will nicht gleich mit jedem Wehwehchen zum Arzt.

Doch dann breiten sich die Schmerzen aus, Armgelenk, Schultern werden befallen. Also geht man zum Arzt. Das Blut wird untersucht, hohe Harnsäurewerte, ein Rheumafaktor, werden diagnostiziert. Nun erst kommt Alarmstimmung, Angst um die Zukunft hoch; nun erst beginnt die Auseinandersetzung mit der eigenen Krankheit: Man erhält die ersten Medikamente, bekommt Spritzen, Salben, probiert es mit Diäten, ver-

sucht es mit der „Trennkost", liest die für den Laien verständliche Fachliteratur und allen voran die einschlägigen Artikel in den Illustrierten.

Und dabei stellt man einiges fest, was man am besten schon viel früher hätte wissen müssen: daß wir es zwar auf der einen Seite mit einer explosionsartigen Ausbreitung der Gelenkerkrankungen zu tun haben, daß z. B. Rheuma zur teuersten Krankheit der Welt geworden ist, daß die Zahl der am „rheumatischen Formenkreis" erkrankten Menschen in die Millionen geht, daß Gelenkrheuma mittlerweile auch die Kinder nicht verschont, daß in der Bundesrepublik jährlich über 2 000 Neuerkrankungen hinzukommen ...

Aber man erfährt auch, daß man sehr wohl einiges hätte tun können, um das Auftreten der ersten Gelenkschmerzen, wenn auch nicht zu verhindern, so doch hinauszuschieben: etwa gichtbedingten Beschwerden durch eine spezielle Diät, durch die Meidung bestimmter Lebensmittel, vorzubeugen; man hätte auch durch gezieltes Wirbelsäulentraining, durch Lockerungsgymnastik und Dehnungsübungen Haltungsfehler rechtzeitig korrigieren oder viel früher mit Bädern, mit der Sauna, mit Massagen beginnen können ... oder eine Kneipp-Kur mit Wasseranwendungen absolvieren, auf das richtige Bett, die richtige Matratze, das richtige Kopfkissen achten müssen oder vielleicht weniger Alkohol trinken sollen (nachdem feststeht, daß bei manchen Gelenkerkrankungen der

Prozentsatz der Alkoholiker mit beinahe 50% auffallend hoch ist) ... oder ... oder ... oder. Gibt es also doch Möglichkeiten der Vorbeugung?

Bei vielen Gelenkerkrankungen scheint es sie zu geben, wohl kaum bei Rheuma, da hier die Ursachen so gut wie unbekannt sind, wobei sicher jene recht haben, die behaupten, daß eine gesunde Lebensweise auch bei rheumatischen Erkrankungen die sicherste Vorbeugung darstellt.

Es war die Absicht der Autoren, das große Spektrum der vorbeugenden und therapeutischen Maßnahmen bei Gelenkerkrankungen mit Schwerpunkt „Naturheilkunde und Erfahrungsmedizin" unter dem Schlagwort „Hilf Dir selbst" zusammenzufassen.

Das Buch entstand aufgrund einer Fernsehsendung des Bayerischen Rundfunks, München; in der Gesundheitssendung „Die Sprechstunde" wurden die Zuschauer aufgefordert, Rezepturen und Therapievorschläge an das Fernsehen zu senden, wobei ausschließlich Vorschläge eingesandt werden sollten, von deren Wirksamkeit man aufgrund eigener Erfahrung überzeugt war. Das Echo war überwältigend. Unter dem Motto: „Das hat mir geholfen", „das kann ich empfehlen" kamen Hunderte von Vorschlägen nicht nur aus den deutschsprachigen Ländern, sondern aus ganz Europa. Wir haben einen der erfahrensten Naturheilkunde-Spezialisten des deutschen Sprachraums, den österreichischen Arzt Dr. Ulf Böhmig, gebeten, die eingegan-

genen Vorschläge zu sortieren und zu kommentieren. Allzu abenteuerlich klingende und nachweislich unwirksame Behandlungsmöglichkeiten haben wir unberücksichtigt gelassen. Auf diese Weise zeigt das Buch die Grenzen der Selbsthilfe, der Selbstbehandlung auf, andererseits stellt es mit Sicherheit eine Fundgrube für alle ratsuchenden und von Gelenkschmerzen geplagten Menschen dar.

Dr. phil. Hans Hermann von Wimpffen
Leiter der Redaktion Medizin des
Bayerischen Rundfunks (ARD)

Zu diesem Buch

Es behandelt Maßnahmen und Rezepte gegen Gelenkbeschwerden und gegen Rheuma. Dabei sind wieder eine beachtliche Anzahl von Vorschlägen der Zuschauer der Sendung DIE SPRECH-STUNDE als Grundlage verwendet worden.

Heilkräuter äußerlich und innerlich, homöopathische Spezialitäten, Fragen der richtigen Ernährung, der Kneippschen Wassertherapie und der richtigen Bewegung bilden die zentralen Kapitel. Die Zuschriften waren in der Mehrzahl handgeschrieben und nicht immer eindeutig leserlich, was bei Zuschauern mit rheumatischen Beschwerden durchaus verständlich ist. So kann es vorkommen, daß der eine oder andere Einsender seinen Namen falsch wiedergegeben findet. In diesen Fällen bitten wir um Entschuldigung.

Dieses Buch will Hilfe zur Selbsthilfe sein, Anleitungen geben, auch Hinweise darauf, wo die Grenzen der Selbsthilfe liegen. Daß das gelungen sei, wünscht Ihr

Ulf Böhmig

Ernährung bei rheumatischen Erkrankungen

✉ Unsere Empfehlung: Meiden aller Lebensmittel von Tieren, Einschränkung von tierischen Produkten wie Milch, Käse und Eiern. Die Hauptnahrung sollte aus Obst, Gemüse und Frischkorn bestehen. Alle Lebensmittel sollten so naturbelassen wie möglich sein, also viel Rohkost. Weißes Mehl und Fabrikszukker sollten ganz aus dem Ernährungsprogramm gestrichen werden!
(Günter und Ingrid Gerhardt, Berlin)

✉ 4 Wochen Vollwertkost ohne jedes tierische Eiweiß: Alle Schmerzen waren weg! Die Kur erfolgte unter ärztlicher Aufsicht in einem Heilbad.
(Margrit-Luise Müller, Limburg/Lahn)

✉ 6 bis 8 Wochen kein Eiweiß oder eiweißhaltige Nahrungsmittel wie Fleisch, Wurst, Fisch, Quark, Milch usw. essen, bis sich diese Ablagerungen abgebaut haben. Dies ist der Rat eines Kneipp-Arztes. Er sagt, es sind Eiweißablagerungen in den Gelenken. Es hat geholfen! Danach muß man halt mit Eiweiß sparsam umgehen, zumindest mit tierischem Eiweiß.
(Martha Lischka, Traunreut)

✉ Im übrigen enthält meine Kost weder Zucker noch weißes Mehl, noch Fruchtsäfte. Der Anteil an frischem Obst und Gemüse sollte so hoch wie möglich sein. Hinzu kommt ein Frischkornbrei – 1/2 Weizen, 1/2 Roggen, insgesamt 30 Gramm –, der mit einem Apfel und ein paar Nüssen wohlschmeckend gemacht wird.
(Isolde Adolf, München)

✉ Meine Erfahrung (ich bin 63) ist immer noch, und das mit großem Erfolg: Ein Fastentag in der Woche, d. h. nichts essen außer Fruchtsäften, Mineral pur, Bouillon, Tee. Nach diesem Tag sind meine Gelenke sichtbar besser, die Geschwulst ist zurückgegangen, die Schmerzen sind weg. Leider stellen sich die Schmerzen nach gutem Essen wieder ein.
(Gertrud Müller, Zürich)

Der Zusammenhang zwischen Ernährungsweise und Auftreten von rheumatischen Erkrankungen ist nur bei der Gicht eindeutig abgeklärt. Hier kennt man den Zusammenhang zwischen Gelenk- oder Bindegewebserkrankung und erhöhter Harnsäure sehr gut und kann auch exakte Regeln für eine vorbeugend oder therapeutisch wirksame Ernährung aufstellen.

Dasselbe gilt für das Übergewicht, das die Gelenke belastet und damit die Beschwerden bei akut entzündlichen Erkrankungen verstärkt oder den Verschleiß bei Abbauvorgängen fördert. Auf die Ernährungstherapie bei **Gicht und Übergewicht** (die übrigens sehr häufig kombiniert auftreten) wird daher gesondert eingegangen.

Über die Sinnhaftigkeit von Ernährungsregeln bei den eigentlichen rheumatischen Erkrankungen sind die Meinungen geteilt. Nicht wenige Wissenschaftler sehen keinen Zusammenhang zwischen Rheuma und Ernährung und können sich daher auch keine vorbeugende Spezialdiät vorstellen, die den Ausbruch einer rheumatischen Krankheit verhindern könnte.

Eines ist sicher richtig: Jede Diät birgt bei längerer Anwendung die Gefahr eines Nährstoffmangels und kann unsere Widerstandskraft schwächen.

Menschen, die sich Jahre oder Jahrzehnte lang kasteit haben, indem sie sich zu einer der ausgefalleneren Ernährungslehren überreden ließen, sind dann um so enttäuschter und verzweifelter, wenn sie „trotzdem“ an Rheuma erkranken.

Deshalb stellt eine gesunde, normale Vollkost, die mit allen Nährstoffen ausreichend versorgt, die beste Vorbeugung auch gegen rheumatische Erkrankungen dar.

Freilich ist diese „gesunde, normale Vollkost“ nicht dasselbe wie die bei uns übliche Gewohnheitskost. Der Unterschied läßt sich am besten an Hand der häufigsten **Fehler** erklären:

- Es wird zuviel gegessen.
- Es wird zu fett gegessen, wobei zugleich die hochwertigen Kern-, Keim- und Samenöle vernachlässigt werden.
- Es wird zuviel gesalzen.
- Es werden zuwenig Ballaststoffe aus Gemüse, Obst und Vollkorn gegessen.
- Es wird zuviel Alkohol getrunken.

Wer diese Fehler korrigiert, kommt einer gesunderhaltenden Ernährungsweise schon sehr nahe. Sie schließt alle Nahrungsmittelgruppen mit ein, sowohl tierische als auch pflanzliche; keine ist von vornherein verboten, wie das bei diversen Ernährungslehren oft der Fall ist.

Nun gibt es aber doch Diätvorschläge, die den Ausheilprozeß bei bereits aufgetretenen rheumatischen Erkrankungen fördern sollen. Universitätsprofessoren wie Hans Eppinger, Ferdinand Hoff und Heinrich Kasper haben sich mit dem Problem beschäftigt, und ebenso Ärzte, die durch Forschungen auf dem Gebiet der Ernährung bekannt geworden sind, wie Heinrich Lahmann, Max Bircher-Benner, Franz Xaver Mayr, Otto Buchinger, Are Waerland, Joseph Evers, Werner Kollath, Max Otto Bruker, Herbert Anemueller und Johann Georg Schnitzer.

Sie vertreten zwar teils verschiedene Ansichten, doch läßt sich eine **„Rheuma-Diät“** als Zusammenfassung folgender Kernsätze formulieren:

- Man richtet die Ernährung vorwiegend auf Milch-Pflanzen-Kost aus und schränkt die tierischen Nahrungsmittel Fleisch, Fisch usw. weitgehend ein.
- Soweit es die Verträglichkeit erlaubt, von Rohkost und Säften Gebrauch machen.

✂ Kochsalz und gesalzene Fertignahrungsmittel beschränken, natriumarme Salze und Produkte bevorzugen.

✂ Zucker und Weißmehlprodukte nur sparsam einsetzen.

✂ Fallweise Heilfasten-, Teefasten-, Saftfastenkuren einschalten, zum Beispiel nach Otto Buchinger oder Franz Xaver Mayr. Diese Kuren führt man unter Anleitung eines erfahrenen Kurarztes am besten in einem für solche Zwecke eingerichteten Kurhaus durch.

✂ Bei Bestehen einer „Eiweißmast" durch langjährig überzogene Eiweißzufuhr, bei der sich nach dem deutschen Internisten Lothar Wendt Eiweißdepots auch in den gelenknahen Bindegewebsschichten ablagern, ist auch eine eiweißreduzierte Kur angebracht. Auch sie sollte man nur unter Anleitung und vorhergehender exakter Befunderhebung durchführen. Bei rheumatischen Krankheiten ohne Bestehen einer Eiweißmast deckt man den notwendigen Eiweißbedarf vorwiegend aus Milchprodukten, Soja und einem ausgewogenen Getreide/Gemüse-Verhältnis (etwa 1:3) ab.

✂ Bevorzugung der Kern-, Keim- und Samenöle bei gleichzeitiger Beschränkung des Gesamtfettverzehrs, um die Fließeigenschaften des Blutes zu verbessern und die Nähr- und Sauerstoffversorgung des Bindegewebes zu optimieren.

✂ Bestehendes Übergewicht zielstrebig beseitigen.

✂ Je früher man im Verlauf eines rheumatischen Geschehens mit den entsprechenden ernährungstherapeutischen Maßnahmen beginnt, um so eher sind Erfolge zu erwarten.

Darüber hinaus gibt es eine Reihe von Nahrungsmitteln, denen man besondere **antirheumatische Eigenschaften** zuschreibt:

◆ Auberginen, Busch- und Stangenbohnen, Gemüsepaprika, Gemüsemais, Gurken, Kohl und Kraut, Kürbis, Melonen, Meerrettich und Sellerie.

◆ Bärlauch, Brennessel, Brunnen- und Gartenkresse, Löwenzahn und Kopfsalat. Apfel, Grapefruit, Papaya, Pfirsich, Pflaume und Zitrone.

◆ Eberesche, Erdbeere, Himbeere, Holunderbeere, schwarze Johannisbeere, Maulbeere, Preiselbeere, Sanddornbeere, Wacholderbeere und Weintraube.

◆ Edelkastanie.

◆ Sauermilchprodukte und Frischmolke.

Ernährung bei erhöhter Harnsäure und Gicht

Die Ernährung bei erhöhter Harnsäure und bei Gicht spielt sowohl als Verursacher der Erkrankung als auch bei der Behandlung eine große Rolle. Viele Menschen bringen eine gewisse Veranlagung zur Gicht mit, und wenn sie über viele Jahre den entsprechenden Ernährungsfehler begehen, kommt es zunächst zum allmählichen Ansteigen der Harnsäurewerte im Blut und schließlich zum Gichtanfall in Gelenken und gelenknahen Bindegeweben. Dabei wird die Harnsäure als kristallines Salz abgelagert – als *Natriumurat*. Auch in der Niere können Schäden auftreten – die „Gichtniere" –, und es können sich Harnsäure-Nierensteine entwickeln.

Die Normalwerte der Harnsäure im Blut bewegen sich bei 1,5–4,5 mg% (Milligramm-Prozent, das heißt zum Beispiel: 4 Milligramm Harnsäure in 100 Milliliter Blut). In den Hungerzeiten während des Zweiten Weltkrieges und in den ersten Nachkriegsjahren hatten auch nur wenige Menschen bei uns höhere Werte, weshalb die Gicht damals nur ganz selten auftrat. Ab etwa 1950 aber häufte sich diese Erkrankung, erst zögernd, dann aber in immer stärkerem Maß, so daß man die Zunahme der Gicht direkt an der Änderung der Lebensgewohnheiten messen konnte.

✠ Heute haben in Deutschland 47 Prozent aller Männer über 6 mg% Harnsäure, 18 Prozent über 7 mg% Harnsäure und 5 Prozent über 8 mg% Harnsäure.

Der kritische Wert liegt bei exakt 6,4 Milligramm-Prozent. Bis dahin bleibt die Harnsäure im Blut als Lösung und richtet keinen ernsthaften Schaden an. Ab 6,4 mg% aber besteht Ausfallsbereitschaft: Es kann sich das Natriumurat bilden, welches äußerst schmerzhafte Gelenkentzündungen verursacht – den Gichtanfall. Ob man bei erhöhten Harnsäurewerten wirklich einen oder mehrere Gichtanfälle erleidet, hängt von verschiedenen Umständen ab, vor allem von der Fähigkeit der Nieren, die Harnsäureflut durch Ausscheidung zu bewältigen.

Es gibt eine Statistik, nach der ein Gichtanfall früher oder später auftritt bei:

◆ jedem fünften, der ständig Harnsäurewerte um und über 7 mg% aufweist,
◆ fast jedem zweiten, der Werte um und über 8 mg% hat,
◆ und praktisch jedem, der Werte über 9 mg% hat.

Harnsäure entsteht in unserem Körper aus bestimmten Grundstoffen, den harnsäurebildenden *Purinen*. Das sind zwei an sich sehr wichtige Bausteine unseres Organismus: das *Adenin* und das *Gua-*

nin. Unser Körper kann sie selbst bilden, ist also auf eine Zufuhr mit der Nahrung nicht angewiesen. Doch gibt es (außer Milch und Eiern) kein Nahrungsmittel, das sie nicht enthält. Manche von ihnen sogar in so großer Menge, daß ein Gichtanwärter auf sie entweder ganz verzichten oder sie nur gelegentlich und in kleinen Dosen essen sollte. Es sind dies:

◆ die Innereien (Bries, Herz, Hirn, Leber),
◆ Gänsefleisch und Kalbsfilet,
◆ Heringe, Sardinen, Sprotten, Räucherlachs, Krabben, Hummer und Miesmuscheln sowie
◆ Fleischextrakte und einige Hülsenfrüchte.

Es kommt dabei in erster Linie gar nicht auf den absoluten Puringehalt an, sondern auf die Portionsgrößen, die man von einem bestimmten Nahrungsmittel zu verzehren gewohnt ist: So hat ein Hering in 100 Gramm eßbarem Anteil 280 mg harnsäurebildende Purine, 150 Gramm ist man als Portionsgröße gewohnt – das macht also 420 mg Purine.

Bierhefe hat in 100 Gramm fast 2000 mg harnsäurebildende Purine. Da man von Bierhefe gewöhnlich nur als Streuwürze Gebrauch macht (1–2 g über Suppen, Soßen oder Salaten), liegt der Dosis-Wert hier nur zwischen 20 und 40 mg Purinen. Deshalb ist es wichtig, in der Tabelle nicht nur die 100-Gramm-Purin-Mengen zu beachten, sondern

auch die viel aussagekräftigeren Pro-Portion-Mengen.

Nur Menschen und Affen können an der Gicht bzw. an erhöhter Harnsäure erkranken. Alle anderen Säugetiere und auch die Vögel bauen die Harnsäure weiter ab, zu *Allantoin*, einem Stoff, der keine Schwierigkeiten bereitet. Die Gicht ist also eine Krankheit der überfütterten Menschen und Affen, nicht aber zum Beispiel der übergewichtigen Hunde und Katzen. Wenn diese, was nicht selten ist, Gelenkbeschwerden haben, dann steckt jedenfalls nicht die Gicht dahinter; ihnen eine purinarme Diät zu verschreiben wäre ein Unsinn (manche Tierfreunde tun das in bester Absicht „für" ihre Lieblinge).

Es gibt auch Purine, die nicht zu Harnsäure umgewandelt werden. Das sind das *Coffein*, das *Theophyllin* und das *Theobromin* im Bohnenkaffee, russischen Tee und Kakao. Man hat sie früher auf die Verbotsliste der Gichtiker gesetzt. Inzwischen weiß man, daß dieses Verbot sinnlos war.

Gemüse, Obst, Früchte, Beeren und Pilze enthalten nur geringe Purinmengen. Sie brauchen nicht berechnet zu werden.

Vollkorn weist mit 40 mg Purinen in 100 Gramm etwas mehr aus, doch wird man kaum mehr als 200–300 Gramm pro Tag essen (entsprechend 300–450 Gramm Vollkornbrot).

Lediglich Sojabohnen besitzen mit 380 mg in 100 Gramm hohe Purinmengen. Doch ist der Gewohnheitsverzehr

Nahrungsmittel mit mehr als 150 mg harnsäurebildender Purine pro Portion

Hier verhalten sich der Gichtanwärter bzw. der an der Gicht bereits Erkrankte vorsichtig. Man sollte nicht mehrere dieser purinreichen Speisen am selben Tag essen. Wohl aber kann man in entsprechend verringerter Dosis davon Gebrauch machen, wenn man aus Geschmacksgründen nicht ganz darauf verzichten will:

Nahrungsmittel	Purine in 100 Gramm Milligramm (mg)	Purine pro Portion Milligramm (mg)	Portionsgröße Gramm (g)
Bries	1 100	1 100	100
Leber	340	420	125
Herz	400	400	100
Niere	240	300	125
Zunge	120	170	150
Gans	240	360	150
Ente	150	230	150
Huhn (Brust)	170	250	150
Kalbsfilet	190	280	150
Kalbskotelett	125	200	150
Schweinsfilet	150	230	150
Schweinskotelett	120	180	150
Rindfleisch	130	200	150
Wild	110	160	150
Hering	480	420	150
Bückling	320	320	100
Ölsardinen	560	280	50
Sprotten	530	270	50
Räucherlachs	240	240	100
Forelle	170	250	150
Karpfen	150	220	150
Schellfisch	160	240	150
Scholle	150	230	150
Seezunge	130	190	150
Hummer	175	175	100
Miesmuscheln	370	500	ca. 135 (30 Stück)
Erbsen, grün	150	220	150

bei uns nur unter Vegetariern in größeren Portionen üblich – deshalb spielen auch sie nur eine geringe Rolle. Auch die weiteren Hülsenfrüchte (Bohnen, Linsen) sind zwar relativ purinreich, doch treten kritische Mengen nur bei Verwendung von Überdosen auf. Dasselbe gilt für Spinat und Spargel.

✉ Jeden Morgen einen Teelöffel Gelatine in etwas Flüssigkeit einnehmen: Das verhindert die weitere Abnützung der Knorpel und baut sie auf. Mir hat Gelatine geholfen. Meine Kniegelenkschmerzen sind weg!

(Johanna Kriele, Redwitz)

✉ Unser Tip gegen Gelenkschmerzen: Täglich 1 Eßlöffel gekörnte Gelatine essen! *(Petra Knop, Berlin)*

Gelatine wird aus tierischen Knochen gewonnen. Dabei werden die Knochen von Fett gereinigt und mit Salzsäure behandelt. Der Gerüsteiweißstoff *Kollagen* wird dann mit Dampf extrahiert. Gelatine ist ein äußerst eiweißreiches Produkt, mit allerdings nicht vollständigem Muster an Eiweißgrundbausteinen. Gelatine wird zur Herstellung von Sülzen und Gelees verwendet. Wegen des hohen Eiweißgehaltes von fast 90 Prozent hat man Gelatine im Ersten und Zweiten Weltkrieg als Ergänzungsnahrungsmittel verwendet, vor allem in Kombination mit Getreiden.

Die Wirkung auf Gelenkbeschwerden ist altbekannt, wobei die exakte Begründung aussteht. Wahrscheinlich sind es nicht die in der Gelatine außergewöhnlich reichlich vorkommenden Ami-

Weitere Nahrungsmittel und Getränke mit hohem Puringehalt

Hier sind die üblichen Portionsgrößen so gering, daß sie bei normalem Gebrauch nicht wirklich ins Gewicht fallen. Am besten, man sorgt für normale Dosen und übertreibt nicht:

Nahrungsmittel	Purine in 100 Gramm Milligramm (mg)	Purine pro Portion Milligramm (mg)	Portionsgröße
Fleischextrakt	3500	35	1 g
Bierhefe	1970	39	2 g
Hefeflocken	1420	43	3 g
Flüssige Bierhefe	590	59	10 g
Bier, dunkel	14	70	0,5 l
Bier, hell	13	65	0,5 l
Weißbier	9	45	0,5 l
Anchovis	360	40	10 Stück
Kaviar, Rogen	150	40	30 g
Soja-Trockenfleisch	345	80	25 g

nosäuren *Glycin* und *Prolin*, die die immer wieder beschriebene heilsame Wirkung ausmachen, sondern entweder bestimmte größere Eiweißkomplexe, die die Darmwand passieren können, oder Mineralstoffe, Spurenelemente und andere noch nicht bekannte Stoffe des Knochenkollagens. In Übereinstimmung damit empfiehlt die Volksmedizin Kalbsknochensuppen bei Gelenkerkrankungen. Was die Menge anbetrifft: 1 Eßlöffel Gelatine enthält immerhin 10 Gramm eher minderwertiges Eiweiß. 1 Teelöffel dürfte die richtigere Dosis sein.

⊠ Nach Einnahme von Megadosen Vitamin E (Tocopherol) bin ich schmerzfrei geworden. Zugleich habe ich Vitamin C (Ascorbinsäure) und Enzyme, ebenfalls in Mega-Dosierung, genommen. *Dorothee Brücher, Dreieich*

❇ Vorsicht! Die Vorstellung, daß **Megadosen** von Vitamin E keine Schäden hervorrufen können, ist durch neuere Forschungen überholt. Vom Vitamin C weiß man das schon seit einigen Jahren.

Es gibt überhaupt kein Vitamin, das nicht eine obere toxische Grenze besitzt, was im Gegensatz zu früheren Meinungen steht. Es stellt sich natürlich die Frage, was Frau Brücher unter „Megadosen" versteht. Dazu die dem heutigen Wissensstand entsprechenden Werte:

Bei **Vitamin E** beginnt die toxische Grenze bei 500 Milligramm *Tocopherol-Äquivalenten* für Frauen, Männer vertragen etwas mehr. In der oft von Laien geschriebenen Populärliteratur werden Tagesmengen zwischen 200 und 800 Milligramm empfohlen. Das ist teilweise zu hoch gegriffen.

Bei **Vitamin C** beginnt für Frauen und Männer die toxische Grenze bei 3 000 Milligramm (3 Gramm). Der berühmte Nobelpreisträger Linus Pauling hat zwar gesagt: „Ich nehme täglich 1 000 Milligramm Vitamin E und 10 000 Milligramm Vitamin C und halte das für lebenslang richtig." – Aber Pauling, der als prominenter Befürworter der extremen Megadosen immer wieder zitiert wird, hat als Nicht-Mediziner (Chemiker) hier wohl etwas voreilig gesprochen. Selbstverständlich sind die „*Antioxydantien"* unter den Vitaminen (A, C und E) besonders bei älteren Menschen auch in höheren Dosen wertvoll. Aber auch hier sollte man nicht übertreiben. (1 Milligramm Vitamin E = ca. 1,3 Internationale Einheiten [I. E.])

Andere wichtige Regeln bei erhöhter Harnsäure und Gicht

Alkohol hemmt die Ausscheidung der Harnsäure durch die Nieren

Die Ursache dafür liegt im Abbau von Alkohol zu linksdrehender Milchsäure. Diese bremst die klaglose Ausscheidung von Harnsäure durch die Nieren. Nach Aufnahme größerer Alkoholmengen steigt deshalb – innerhalb von wenigen Stunden – der Harnsäurewert im Blut beachtlich an, und wenn die kritische Grenze überschritten ist, kann ein Gichtanfall ausgelöst werden. Dabei ist nach heutiger Ansicht der Wissenschaftler die Art des alkoholischen Getränkes von geringerer Bedeutung; es kommt auf die Alkohol**menge** an. Manche alkoholische Getränke, wie Bier und Most, enthalten zusätzlich auch harnsäurebildende Purine.

Die linksdrehende Milchsäure

Die Milchsäure ist das mengenmäßig häufigste Zwischenprodukt bei der Verarbeitung von energieliefernden Nährstoffen im Körper. Dabei entsteht die rechtsdrehende Milchsäure, auf die unser Stoffwechsel gut eingearbeitet ist; sie wird sehr schnell umgesetzt und macht keine wesentlichen Schwierigkeiten. Mit der Nahrung zugeführte linksdrehende Milchsäure dagegen kann nur schwer verwertet werden und verursacht durch eine Art Stau eine vorübergehende Übersäuerung des Stoffwechsels – die sogenannte *Lactazidose*. Dadurch wird die Ausscheidung von erhöhter Harnsäure gebremst.

Linksdrehende Milchsäure ist in größeren Mengen im Joghurt, im Bioghurt und in der Buttermilch enthalten. Die bei der Herstellung verwendeten Lactobazillen und Streptokokken bilden links- und rechtsdrehende Milchsäure zu meist gleichen Teilen.

Da Joghurt und Bioghurt je 14 Gramm Milchsäure insgesamt pro Liter enthalten, sind 7 Gramm davon linksdrehend. Bei Buttermilch sind 3,5 Gramm linksdrehend. Auch die Sauermolke enthält beide Formen der Milchsäure in gleicher Menge, 10 Gramm pro Liter insgesamt; 5 Gramm davon also linksdrehend: Deshalb werden Sauermolken bei Molke-Kuren auch nicht verwendet. Spezielle Joghurtformen wie Sanoghurt werden so zubereitet, daß sich fast ausschließlich die körperfreundliche rechtsdrehende Milchsäure bildet. Dazu gehören auch Biogarde, ein dem Bioghurt verwandtes Erzeugnis, das ebenfalls vorwiegend rechtsdrehende Milchsäure enthält, und Kefir, welcher durch Lactobazillen und bestimmte Hefen vergoren wird. Deshalb läuft bei Kefir gleichzeitig mit der milchsauren auch eine geringgradige alkoholische Vergärung ab.

Bei anderen milchsauer vergorenen Produkten sollte der überwiegende Gehalt an rechtsdrehender Milchsäure auf der Packung angegeben sein. Das ist beim Kwass (Brottrunk) in der Regel der Fall, ebenso bei Kombucha-Erzeugnissen; beide sind sowohl milchsauer als auch alkoholisch vergoren. Milchsauer

Gehalt an linksdrehender Milchsäure (pro Liter)	
Joghurt	7,0 Gramm
Bioghurt	7,0 Gramm
Saure Molke	5,0 Gramm
Buttermilch	3,5 Gramm

Praktisch frei von linksdrehender Milchsäure (Gehalt pro Liter)	
Sanoghurt	0,02 Gramm
Frischmolke	0,01 Gramm
Kurmolke	0,01 Gramm
Diätmolke	0,01 Gramm
Molke-Kwass	0,01 Gramm

vergorenes Gemüse wird oft bei der Herstellung mit Kefirkörnern angereichert; so erreicht man die Bildung von mehrheitlich rechtsdrehender Milchsäure. Süße Molke enthält fast ausschließlich rechtsdrehende Milchsäure.

Nach einer Berechnung der Weltgesundheitsorganisation sollte auch ein gesunder Mensch nicht mehr als 1 Gramm linksdrehender Milchsäure pro 10 Kilogramm Körpergewicht konsumieren – für einen 70 Kilogramm schweren Erwachsenen wären also 1 Liter Joghurt oder 2 Liter Buttermilch diesbezüglich der Grenzwert. Ein Mensch mit erhöhter Harnsäure oder ein Gichtkranker müssen sich mit weit geringeren Mengen begnügen, da sonst durch die entstehende Lactazidose die normale Ausscheidung der Harnsäure durch die Nieren behindert wird. Von diesen milchsauer vergorenen Produkten kann man auch kurmäßig bei erhöhter Harnsäure und Gicht Gebrauch machen.

✂ Bei handelsüblicher Ware mit milchsauer vergorenen Gemüsen achtet man auf den Vermerk „Überwiegend rechtsdrehende Milchsäure". Manchmal werden auch die chemischen Fachausdrücke verwendet:

◆ D (–) Milchsäure = linksdrehend
◆ L (+) Milchsäure = rechtsdrehend

Man darf sich nicht durch das „L" verwirren lassen, weil es der Anfangsbuchstabe von „links" ist. Besser merkt man sich, daß mit dem „+" die richtige Sorte gemeint ist.

Vorsicht bei Fastenkuren

Zwar ist die Gewichtsreduktion eine der wichtigsten Maßnahmen auch bei der erhöhten Harnsäure und der Gicht, doch muß man dabei gezielt vorgehen. Denn bei totalem Fasten oder bei falsch praktizierten Schlankheitsdiäten kann man Gichtanfälle leicht selbst provozieren. **Beim totalen oder annähernd totalen Fasten kommt es zu einer Übersäuerung des Stoffwechsels.** Auch dadurch kann die normale Ausscheidung der Harnsäure durch die Nieren blokkiert werden. Deshalb erleiden Gichtanwärter ihren ersten Anfall oft während einer Abmagerungskur. Man kann dem vorbeugen: Nur unter ärztlicher Kontrolle fasten, reichlich Flüssigkeit zuführen und, falls es der Arzt für angebracht hält, ein Mittel verwenden, das die körpereigene Harnsäurebildung bremst.

Während der Kur sollte man auch alles vermeiden, was zu Flüssigkeitsverlusten führt, wie etwa Saunabesuche, körperliche Anstrengung mit Schweißbildung und Entwässerungsmedikamente.

Diese Maßnahmen gelten speziell für den Kurausübenden mit erhöhten Harnsäurewerten; die Beseitigung des Übergewichtes ist andererseits so wichtig, daß man auch von einer strengen Kur nicht unbedingt abrät. Sie muß jedoch sehr gekonnt praktiziert sein. **Bei Schlankheitsdiäten ist in erster Linie auf ausreichenden Basenüberschuß zu achten.** Da die gichtauslösende Übersäuerung abgefangen werden soll, eignen sich fleisch- und fischbetonte oder aber getreidebetonte Ernährungsformen für diesen Zweck nicht sehr gut. Man müßte, wie beim totalen Fasten, zuviel an absichernden Maßnahmen setzen, etwa auch Mittel verwenden, welche die Harnsäurebildung bremsen und die Entstehung von Harnsäure aus den zugeführten Nahrungsmitteln unterbinden. Solche Mittel gibt es, doch sind sie natürlich nicht ganz ohne Nebenwirkungen. Fleisch-, fisch- oder getreidebetonte Diäten sind also bei erhöhter Harnsäure nicht gut geeignete Kostformen zur Abmagerung.

✠ Deshalb sind als Schlankheitsdiät für den Gichtanwärter ungünstig:
◆ Fleisch-, fischbetonte Formen wie die Hollywood-, Punkt-, Atkins-, Banting-, Cooley- und Lutz-Diät.
◆ Getreidebetonte Formen wie die makrobiotische, anthroposophische oder die Brot-Diät.

Diese Kostformen haben ihren gelegentlichen Platz in der Diätetik, nicht aber

bei der Beseitigung von Übergewicht bei erhöhter Harnsäure.

Umgekehrt sind Kostformen mit erhöhtem Anteil an Gemüsesorten und Milchprodukten von Vorteil. Die bei der Ernte wasserhaltigen pflanzlichen Nahrungsmittel Gemüse, Früchte, Kartoffeln, Wurzeln, Rüben, Beeren und Obst sind durchwegs basenüberschüssig, die Milchprodukte neutral. Einige allerdings (wie die Hülsenfrüchte) besitzen größere Mengen an harnsäurebildenden Purinen und sollten deshalb begrenzt eingesetzt werden. Als Schlankheitsdiät für den Gichtanwärter sind deshalb günstig:

◆ Die Milch-Pflanzen-Kostformen nach Bircher-Benner, Waerland, Kollath, Brucker und Schnitzer sowie die Ring-Basen-Diät.
◆ Fleisch-, fischbeschränkte, aber durch reichlichen Gemüse-Obst-Gebrauch basenbetonte Kostformen wie nach Lahmann, Berg oder Hay.

✠ Man kann für eine **Schlankheitsdiät bei bestehender Gicht oder erhöhter Harnsäure** folgende Regeln zusammenfassend formulieren:
◆ Reich an basischen Nahrungsmitteln: Gemüse, Kartoffeln, Obst, Beeren, Pilze.
◆ Als Eiweißträger Milchprodukte bevorzugen.
◆ Fleisch und Fisch auf das zur Lieferung von Spurenelementen (wie Eisen) notwendige Maß beschränken. Es

genügen für diesen Zweck 50 bis 100 Gramm am Tag.

◆ Getreide und Getreideprodukte nur maßvoll einsetzen.

◆ Fettarme Sorten bevorzugen, nicht aber auf 1–2 Eßlöffel (15–30 Gramm) hochwertige Kern-, Keim- oder Samenöle verzichten. Sie besitzen die mehrfach ungesättigten Fettsäuren, die bei Belastungen (wie auch Abmagerungskuren) besonders wichtig sind. Beispiele für Kernöle sind Sonnenblumen- oder Kürbiskernöl, für Keimöle Weizen- oder Maiskeimöl, für Samenöle Distel- oder Sesamöl – oder Vergleichbares. Fruchtöle, wie das in anderen Belangen durchaus hochwertige Olivenöl, enthalten zu wenig mehrfach ungesättigte Fettsäuren. Die verwendeten Kern-, Keim- oder Samenöle sollte man nicht zu sehr erhitzen; man verwendet sie am besten als Salatöle.

◆ Die Zubereitung der Gemüsesorten möglichst schonend vornehmen, um die basischen Mineralstoffe zu erhalten. Bei guter Verträglichkeit Rohkost; Feingemüse durch Dünsten oder Dämpfen zubereiten; nur Kartoffeln in der Schale, Wurzeln und Hülsenfrüchte kochen.

Eine richtig durchgeführte Gewichtsabnahme beim Gichtanwärter wird schonend begonnen: Zunächst mit 2 000 Kalorien/Tag, bis – nach Verlust von einigen Kilogramm Übergewicht – ein Gleichgewichtszustand eingetreten ist; die 2 000 Kalorien halten jetzt das bestehende Gewicht. Nun reduziert man auf 1 500 Kalorien/Tag. Bis neuerlich ein Gleichgewichtszustand eintritt. Bevor man weiter reduziert (auf ca. 1 000 Kalorien) sollte man sich versichern, daß der Harnsäurewert im Blut durch die purinarme Kost zurückgegangen ist. Bei stärkeren Kalorienbeschränkungen muß man, ähnlich wie beim echten Fasten, die Blutwerte ständig kontrollieren.

Von besonderer Bedeutung ist auch die Materialauslese. Da man bei erhöhter Harnsäure bevorzugt von Gemüse und Obst Gebrauch machen sollte, achtet man auf hochwertige Ware. Die den Basenüberschuß bewirkenden metallischen Mineralstoffe und Fruchtsäuren sollen ausreichend dicht vorhanden sein. Das ist bei durch intensive Düngung und Pestizideinsatz erzeugten Prachtstücken nicht der Fall: Zu schöne und große Kohlköpfe, Kürbisse oder Gurken besitzen, jeweils pro Gewichtseinheit, geringere *basische Valenzen* (Bindungskräfte) als normal gewachsene. Auch die wichtigen Schutzvitamine A und C sind in Prachtstücken eher dünn vertreten. Andererseits findet man höhere Rückstände an Schadstoffen.

Ähnlich ist es bei den Obstsorten: Ein Apfel mit etwas harmlosem Apfelschorf ist unbedenklicher als jener, bei dem der Schorf mit zahlreichen, nicht harmlosen Fungizid-Spritzungen beseitigt wurde. Das alles spielt bei einer Ernährung, die sich auf Gemüse und Obst stützt, eine Rolle. Es ist schwer, allgemeine Richtlinien aufzustellen, weil es gerade auf diesem Gebiet viele Ausnahmen von der Regel gibt. Es existieren aber heute bereits überall Vertriebsgemeinschaften, die für die Qualität ihrer Ware die Garantie übernehmen (und auch halten) müssen.

Weitere Bedingungen für das Auftreten erhöhter Harnsäure

80 Prozent der Harnsäure werden durch die Niere ausgeschieden, 20 Prozent über den Darm. Das unterstreicht die Bedeutung der Nieren bei der Entstehung der Gicht. Deshalb kann eine Ausscheidungsschwäche bei erkrankten Nieren erhöhte Harnsäure und Gicht verursachen. In diesen Fällen muß man natürlich in erster Linie die Nieren behandeln. Dasselbe gilt für verschiedene Krankheiten, bei denen vermehrt Harnsäure entsteht. Blutkrankheiten mit vermehrtem Zerfall von Blutkörperchen, bestimmte Formen von Lungenentzündung, auch therapeutische Maßnahmen, die zur (beabsichtigten) Auflösung von Zellen führen, wie das Bestrahlen von Tumoren. Auch hier behandelt man die Grundkrankheit und setzt die notwendigen Maßnahmen ein, um einen möglichen Gichtanfall zu verhindern. Das bestimmt natürlich der Arzt.

Bei sehr intensiver körperlicher Tätigkeit können die Harnsäurewerte ebenfalls ansteigen. Mehrere Ursachen wirken hier zusammen:

◆ Zellzerfall, wodurch Harnsäure freigesetzt wird und in das Blut übertritt.

◆ Die vermehrte Bildung von Milchsäure, welche die Ausscheidung durch die Nieren bremst.

◆ Flüssigkeitsverlust durch Schwitzen, der nicht ausreichend ersetzt wird.

Bei jüngeren Hochleistungssportlern war der Anstieg der Harnsäure im Verlauf der Belastung direkt messen. Während jüngere Menschen das in der Regel verkraften, da sie niedrige Ausgangswerte haben, sollten ältere Sportausübende daran denken und im Rahmen einer Gesundenuntersuchung auch ihren Harnsäurewert bestimmen lassen, bevor sie mit einer intensiveren Trainings- oder Wettkampfphase beginnen.

Schließlich gibt es Medikamente, die Gichtanfälle auslösen können, wenn die Harnsäurewerte im Grenzbereich liegen. Die wichtigsten sind Entwässerungsmittel vom Typ der *Saluretika* (stark wirkende Entwässerungsmittel), die nach längerer Anwendung die Ausscheidung der Harnsäure blockieren können. Und die verschiedenen Salicylsäure-Abkömmlinge, vom Aspirin bis zu den von der Salicylsäure abgeleiteten Rheumamitteln. Allerdings nur bei entsprechend veranlagten Menschen. Man muß jedoch daran denken und vor allem die vorgeschriebenen Dosen einhalten, damit sich Einnahme und Ausscheidung des Mittels die Waage halten.

Der Gichtanfall

Ein Gichtanfall tritt meist als plötzlicher, heftiger Schmerz in der Nacht auf, und zwar in über siebzig Prozent der Fälle im Großzehengrundgelenk: die *Podagra* mit starker Schwellung und (blau)rötlicher Verfärbung. Seltener sind beim ersten Anfall die Sprunggelenke, Fingergelenke, Fußwurzelgelenke und Kniegelenke betroffen. Während des Anfalles ist die Harnsäure im Blut oft gesunken, doch kann man Harnsäurekristalle im befallenen Gelenk nachweisen.

Wenn die Ursache der Gicht, die erhöhte Harnsäure, nun nicht konsequent behandelt wird, kommt es zur chronischen Gicht mit fallweisen Anfällen, wobei immer mehr Gelenke betroffen sind. Gewöhnlich zunächst Gelenke, die durch Unfälle oder besondere Berufsbelastung vorgeschädigt sind, zum Beispiel die Wirbelgelenke bei Fernlastfahrern. Die Behandlung während des Anfalls übernimmt der Arzt, der ja auch (die nicht immer einfach zu stellende) Diagnose finden muß.

Die Ernährung während des Anfalles entspricht den oben beschriebenen Grundsätzen der Diät bei erhöhter Harnsäure. Allerdings ist das Krankheitsgefühl oft so intensiv, daß der Patient wenig Hunger verspürt. In jedem Fall sollte ausreichend Flüssigkeit in Form von milden Mineralwässern, Gemüsesäften oder Kräutertees getrunken werden.

Zusammenfassung der wichtigsten Ernährungsregeln bei erhöhter Harnsäure und Gicht

✺ Nahrungsmittel mit hohem Gehalt an harnsäurebildenden Purinen ausschalten oder auf unbedenkliche Dosen beschränken.

✺ Alkoholische Getränke vermeiden oder beschränken. Nicht gleichzeitig Alkohol und purinreiche Nahrungsmittel genießen.

✺ Sauermilchen oder milchsauervergorene Nahrungsmittel mit höherem Gehalt an linksdrehender D (–) Milchsäure meiden. Solche mit rechtsdrehender L (+) Milchsäure sind unbedenklich.

✺ Die Kost auf Basenüberschuß einrichten: Gemüse, Kartoffeln, Wurzeln, Rüben, Obst, Beeren, Früchte in ausreichender Menge einsetzen. Die neutralen Milchprodukte als bevorzugte Eiweißlieferanten verwenden. Die säureüberschüssigen Nahrungsmittel Fleisch, Fisch, Eier, Getreide und Getreideprodukte auf das vernünftige Maß beschränken.

✺ Reichlich Flüssigkeit zuführen.

✺ Bestehendes Übergewicht zielvoll reduzieren.

Heilpflanzen zur Behandlung rheumatischer Beschwerden

Eine Reihe gut bekannter Heilpflanzen kann bei rheumatischen Beschwerden zur Unterstützung jener hochwirksamen synthetisch-chemischen Mittel der akademischen Medizin hilfreich eingesetzt werden, die während akuter Schübe und bei schmerzintensiven chronisch-rheumatischen Geschehen meist unerläßlich sind; bei mittelgradigen Verlaufsformen mit geringerer Schmerzintensität sind Heilpflanzenwirkungen auch als alleinige Hilfe meist ausreichend. Die in diesem Kapitel beschriebenen Heilpflanzen sind in der Regel sogenannte Mite-Phytotherapeutika, das heißt, ihre Anwendung ist weitgehend unbedenklich. Als „milde Heilpflanzen" besitzen sie eine große therapeutische Breite, einen großen Abstand von der gerade schon wirksamen bis zur giftigen Dosis; Überdosierungen sind daher kaum zu befürchten – auf vereinzelte Ausnahmen wird gesondert hingewiesen.

⊠ Im Rahmen einer Radikalkur gegen Gelenkrheuma habe ich nur Brennesseltee getrunken – neben vom Arzt verschriebenen Rheumatabletten, fleischloser Kost, Rheumasalben und Schafwolleinlagen. *(Erika Malß, Hartmannsdorf)*

⊠ Gegen Gelenkbeschwerden verwende ich Schafgarbenblüten mit Kraut, Brennessel, Löwenzahn Ackerschach-

telhalm usw. sowohl als Tee als auch als Badezusatz. Diese Behandlung wirkt, zusammen mit Bewegungsübungen vor dem Bad und Nachruhen nach dem Bad, schmerzlindernd.

(Anneliese Dabella, Suhl)

⊠ Kräuter, die schon vielen Bekannten bei Gliederschmerzen geholfen haben: Bohnenschalen, Birkenblätter, Schafgarbe und Hauhechel. Bohnenschalen, Birkenblätter und Hauhechel werden gekocht, die Schafgarbe wird überbrüht. Alles zusammengießen und einen großen Becher davon pro Tag trinken. Nach 3–4 Tagen lassen die Schmerzen nach.

(Annemarie Rapior, Königstein)

⊠ Nur für Gelenkrheumatismus: In eineinhalb Liter gutem hellem Bier werden je 20 Gramm Wermutkraut, wilder Wacholder und Sennesblätter sowie eine 20 Zentimeter lange, geschnitzelte Stange Meerrettich so lange gekocht, bis noch 1 Liter übrig ist. Durch ein Tuch abseihen. Jede halbe Stunde einen Schoppen (= 1 Viertelliter) trinken. Es tritt großer Schweiß ein und hernach noch ein Stuhlgang. Ja nicht erkälten! – Soll nur einmal genommen werden! Nachkur: Etwas massieren; Sellerie, sauber geputzt, kochen und den Sud nüchtern trinken.

(Rudolf Haugg, Denklingen)

✉ Echter Teufelskrallentee – er muß über längere Zeit getrunken werden, außerdem sollte man in der Zeit wenig Fleisch und überhaupt kein Schweinefleisch essen. *(Irene Walter, München)*

✉ Da möchte ich Kombucha-Tee empfehlen, auch ein Naturheilmittel wie die der heiligen Hildegard.
(Albrecht Geis, Kleinwallstadt)

✉ 3 Wacholderbeeren am ersten Tag, 4 am zweiten Tag, 5 am dritten usw. bis 14 und wieder zurück: 14, 13, 12 usw. Schon bevor diese Blutreinigungskur zu Ende war, waren meine Schmerzen (Ellbogen, Knie) weg.
(Margit Tippmann, Schweinfurt)

Die meisten der angegebenen Kräuter werden in diesem Kapitel systematisch besprochen. Einige Kommentare sind aber dennoch angebracht:

❇ Ob **Schweinefleisch** eine besonders negative Rolle spielt, ist eher umstritten. Es gibt die Vorstellung der „Sutoxine" – Giftstoffe im Schweinefleisch –, die Ausheilprozesse angeblich stören sollen. Solche „Sutoxine" seien (nach dem deutschen Arzt Heinrich Reckeweg) zum Beispiel das Cholesterin, welches im Schweinefleisch „in übermäßiger Menge" vorkommt, oder der Schwefel, der im Bindegewebe des Schweinefleisches „abnorm hoch" enthalten sei. Das ist schlicht und einfach falsch. Schweinefleisch hat im Vergleich mit anderen

Fleischsorten (zum Beispiel Kalb, Rind, Huhn oder Wild) einen eher geringen Cholesteringehalt – 70 Milligramm in 100 Gramm, gegenüber 75–120 Milligramm in vergleichbaren Fleischteilen anderer Schlachttiere. Und der Schwefelgehalt ist bei allen Fleischsorten mit ca. 200 Milligramm pro 100 Gramm derselbe. Auch die anderen, von Reckeweg angegebenen „Sutoxine" sind äußerst fragwürdig. Trotzdem hat diese Vorstellung eine große Anhängerschaft. Als Allergen kommt Schweinefleisch wie jedes andere Fleisch in Frage. Allergien gegen Fischeiweiß sind häufiger.

❇ Bei der Herstellung von **Kombucha-Tee** muß man vorsichtig sein, da sich Schadpilze beimengen können. Kombucha entspricht einem milchsauer vergärenden Bazillus. Die Zubereitungen sind meist schmackhaft und durchaus bekömmlich, können auch eine Besserung des Wohlbefindens bewirken. Mit dem „göttlichen Tsche" hat der Kombucha nichts zu tun (was manchmal behauptet wird). Der göttliche Tsche, ein altchinesisches Heilmittel, entspricht dem *Ganoderma japonicus*, einem Pilz mit lackartigem Stiel und Hut (dem Lackporling aus der Gattung der Nichtblätterpilze). Das japanische Wort „Kombu" meint eine pulverisierte Algenart, die für Suppenwürze und zur Teeherstellung verwendet wird.

❇ Bevorzugte Mittel der heiligen Hildegard von Bingen waren die **Bein-**

wellwurzel und der **Wacholder.** Wacholder sollte bei bestehenden Nieren- oder Nierenbeckenentzündungen sowie während einer Schwangerschaft allerdings nicht innerlich angewandt werden. In diesen Fällen ist die oben empfohlene Wacholderbeerenkur (nach Pfarrer Kneipp) nicht unbedenklich.

Bei rheumatischen Geschehen spielen sowohl die innerliche Anwendung als Tee, Frischpflanzensaft oder Extrakt als auch die äußerliche in Form von spirituosen Einreibungen oder als Packung bzw. Wickel eine Rolle. Bäder haben oft einen doppelten Angriffspunkt, den äußerlichen über die Haut und den innerlichen über unsere Geruchsnerven – ähnlich einer Aromatherapie. Einige Heilpflanzen verwendet man sinnvoll gleichzeitig innerlich und äußerlich, als Tee und als Einreibung.

Die Einteilung der innerlich anzuwendenden Heilpflanzen erfolgt am besten ihrem jeweiligen Wirkmechanismus entsprechend:

◆ Die säftereinigenden **Antidyskratika** Brennessel, Löwenzahn, Birke, Bohne, Kresse, Sandsegge und Bittersüß. Dazu die über den Darm wirkenden Entschlackungsmittel Schlehdorn, Medizinalrhabarber und Faulbaum.
◆ Die gewebskräftigenden **Kieselkräuter** Zinnkraut, Hohlzahn und Vogelknöterich.
◆ Verschiedene **Rheumamittel** wie Silberweide, Schwarzpappel, Mädesüß,

Beinwell, Hundszunge, Holunder und Teufelskralle.

Eine besondere Stellung nimmt der Mais ein, mit dessen Griffel man alle Teezubereitungen vorpräpariert, indem man einen Maisgriffelabsud zum Überbrühen bereitet. Es hat sich dieser kleine technische Kniff sehr bewährt – zum Teil, weil die Maisgriffel eigene antidyskratische und antirheumatische Wirkstoffe besitzen, zum Teil vielleicht, weil das verwendete Wasser die überbrühten Pflanzen besser nutzt. Deshalb wird der Mais hier an erster Stelle gesondert beschrieben.

Die Maisgriffel
(Stigmata Maydis)

Verwendet werden die Griffel der weiblichen Blüten des Maiskolbens. Man erhält sie als zerschnittene Ware von etwa 0,5 cm Länge. Die Farbe ist gelblich bis bräunlich. Wenn man die Maisgriffel selbst sammelt, sollte das vor der Bestäubung im frühen Sommer geschehen. Dabei ist auch auf einwandfreie, nicht überdüngte Früchte zu achten. Die im Handel erhältliche Ware wird aus südlichen Ländern eingeführt und ist auf weitgehende Reinheit von Rückständen überprüft.

Die Wirkungen

Der Tee aus den Maisgriffeln wirkt mild entwässernd, antirheumatisch, schmerzlindernd, die erhöhte Harnsäure senkend und entzündungswidrig. Vor allem chronische Schleimhautentzündungen wie Blasenentzündungen oder Bindehautentzündungen lassen sich gut beeinflussen. Außerdem wird dem Maisgriffeltee eine beruhigende Wirkung zugeschrieben.

Die Wirkstoffe sind vielfältig und noch nicht exakt bestimmt. Wahrscheinlich ist es die Summe verschiedener Moleküle, die den Effekt ausmacht.

Die Anwendung

Man kann sich einen Maisgriffeltee durch Überbrühen oder als Abkochung zubereiten. Bei der Abkochung ist die reinigende Wirkung intensiver. 2 Teelöffel Maisgriffel werden mit 1 Tasse siedendem Wasser überbrüht, 10 Minuten ziehen lassen. Mehrere Tassen täglich. Mességué empfiehlt periodische Kuren mit fünf bis sechs Tassen täglich auch dem Gesunden. Das ist ein sicher empfehlenswertes Rezept, um (im Verein mit anderen Maßnahmen) allgemeiner Stoffwechselbelastung und Neigung zu Infekten vorzubeugen.

Die **Abkochung** ist als Basis für alle weiteren in diesem Buch beschriebenen Tees gedacht. Man füllt ein Tee-Ei mit Maisbart, hängt es in einen halben Liter Wasser und läßt bis zu 5 Minuten auf kleiner Flamme kochen. Dann entfernt man das Tee-Ei und überbrüht mit dem nun siedenden Maisbartwasser den inzwischen in einem anderen Gefäß vor-

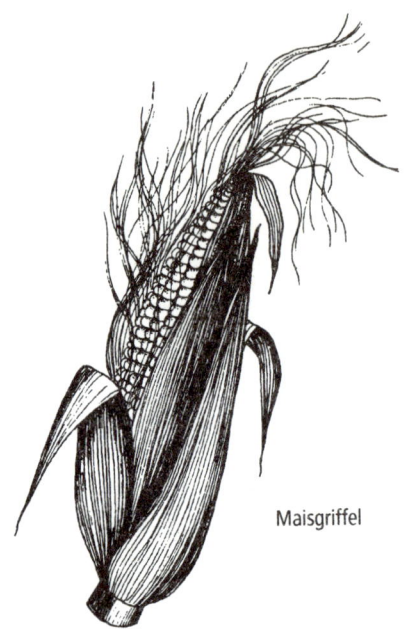

Maisgriffel

bereiteten Tee. Das Tee-Ei soll verhindern, daß die kleinen zerschnittenen Maisgriffel in das siedende Wasser und später in den Tee gelangen. Zwar sind sie nicht giftig, können sich aber im Rachen verfangen und Hustenreiz auslösen. Deshalb sollte man auch zusätzlich gut abseihen. Man kann anstelle des Tee-Eies natürlich auch ein Leinensäckchen verwenden, das etwa 5 Teelöffel Maisbart aufnehmen sollte. Alle in der Folge beschriebenen Zubereitungen gelten für einen Tag. Man bereitet sie am Morgen oder auch am Vorabend zu. Die schließlich erhaltene Tee-Menge (knapp ein halber Liter) verteilt man in der Regel auf drei Tassen; morgens, mittags und abends, jeweils vor den Mahlzeiten.

Die säftereinigenden Heilkräuter

Man nennt sie *Antidyskratika*, nach dem Begriff „Dyskrasie" = „Ungleichgewicht der Säfte". Die Antidyskratika sollen das Ungleichgewicht durch Förderung der Ausscheidung gestauter Stoffe, zum Beispiel der Harnsäure, und durch Zufuhr mangelnder Stoffe, zum Beispiel von Kalium oder von einem speziellen Aufbaumolekül, korrigieren. Der tägliche Saftaustausch soll durch diese besonderen Wirkstoffe zusätzlich erleichtert werden. So hat es im Prinzip vier Jahrhunderte vor Christus Hippokrates verstanden, und genauso versteht es die heutige Pflanzenheilkunde.

Dabei ist die Vorstellung, daß die Antidyskratika als gewöhnliche Wiesen- und Buschkräuter vor der Entdeckung des Ackerbaues in Monokultur tägliches Nahrungsmittel des Menschen waren – in kleinen Dosen, beim Einsammeln von eßbaren Gräser- oder Kräutersamen automatisch mitgeerntet –, nicht von der Hand zu weisen. Die säftereinigenden Heilkräuter wären demnach vor nicht allzu langer Zeit gewohntes und sogar notwendiges Nahrungsmittel gewesen.

Heute essen wir nicht mehr von Wiesen, sondern von Äckern. Deshalb gibt es keine Antidyskratika auf dem Speiseplan – weshalb wir sie eigens sammeln müssen und, vielleicht nicht ganz zu Recht, „Heilkräuter" nennen. Man kann ja etwa bei der Brennessel, dem Löwenzahn oder der Bohnenschale wirklich keinen Trennstrich zwischen Nahrungs-

mittel und Heilkraut ziehen, was für diese Vorstellung spricht.

Ähnlich verhält es sich mit den *Depurativa*, den blutreinigenden Mitteln. Sie entsprechen den Frühlingskräutern, die der Mensch vor fünf- oder zehntausend Jahren sicher noch als Gewohnheitsnahrung angesehen hat: Das Barbarakraut, die Eselsdistel, das Gänseblümchen, der Beifuß, die Gundelrebe, die Große Klette, die Schlüsselblume, der Natternkopf, das Veilchen, der Wiesenbärenklau, der Wiesenbocksbart und der Wiesenknöterich wurden gesammelt und gegessen. Meist die Blüten, die Triebe oder das Kraut, manchmal auch die Wurzel.

Und noch im vorigen Jahrhundert haben pflanzenkundige Apotheker im Frühjahr alle diese Depurativa selbst gesammelt, dazu die zur gleichen Zeit erntereifen Antidyskratika Brennessel, Löwenzahn und Kresse sowie den Schlehdorn, und aus dem Gemisch wurde ein Saft gepreßt: *Sucus herbarum recentium,* Frühlingskräutersaft. Dieser Saft wurde den Kunden als Frühjahrskur angeboten. Mischsäfte dieser Art gibt es heute kaum noch. Doch sind Frischpflanzensäfte im Handel, mit denen man eine ähnliche Wirkung erreicht – man muß sie nur richtig kombinieren.

Die Brennessel
(Urtica urens)

Von der Brennessel werden alle Pflanzenteile verwendet:

◆ das Kraut oder nur die Blätter zur Säftereinigung,

◆ die Wurzel zur Verbesserung von gutartigen Vorsteherdrüsen-*(Prostata)*-Beschwerden, des weiteren ebenfalls zur Säftereinigung,

◆ die Früchte mit dem Samen als Biostimulans, zur Steigerung der „Aktivität der Lebensvorgänge".

Für unsere Zwecke wird in erster Linie das Kraut verwendet. Die Inhaltsstoffe sind zum Teil bekannt, erklären aber nicht ganz die immer wieder zu beobachtende deutlich entwässernde Wirkung. Diese beruht wahrscheinlich auf der Fähigkeit der Wirkstoffe des Brennnesselkrautes, vorhandene Schlacken im Zell- und Bindegewebsbereich zu lösen und zur Ausscheidung zu bringen. Des-

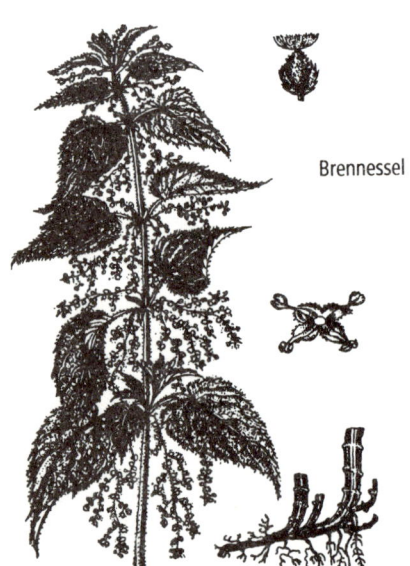

Brennessel

halb wird auch empfohlen, zugleich mit der innerlichen Brennesselanwendung reichlich Flüssigkeit zuzuführen.

Unter dem volkstümlichen Ausdruck „Schlacken" kann man etwas durchaus Reales verstehen: kristalline Ablagerungen wie das Natriumsalz der Harnsäure in den schwach durchbluteten Geweben, Ausfällung von Fettpartikelchen an den Gefäßwänden, Verklebung der Membranen durch gespeichertes Eiweiß usw. In diesen Schadvorgang sollen Antidyskratika wie die Brennessel und auch die Depurativa – also die saft- und die blutreinigenden Mittel – eingreifen. Bei der Brennessel ist immerhin die vermehrte Ausscheidung von erhöhtem Harnstoff nachgewiesen. Dieser Harnstoff ist das wichtigste Endprodukt des Eiweißabbaues; bei überzogener Eiweißzufuhr oder bei vermehrtem Zerfall von Eiweiß im Körper steigen die Harnstoffwerte im Blut an und können selbst durch gesunde Nieren nicht zeitgleich ausgeschieden werden. Hier ist die Brennessel als mildes Heilkraut ideal.

Es gibt aber auch den Fall, daß eine funktionsuntüchtige Niere das Harnstoff-Angebot nicht bewältigt. Hier wäre die Brennessel falsch, weil ihre Anwendung reichliche Flüssigkeitszufuhr voraussetzt. Bei manchen Nieren-(und auch Herz-)krankheiten ist Flüssigkeitsbeschränkung notwendig.

❈ Deshalb gilt als **Vorsichtsmaßnahme für alle entwässernden Antidyskratika**: Bei Krankheiten, bei denen

Flüssigkeitsbeschränkung verordnet ist – meist sind das bestimmte Herz- und Nierenleiden –, sollte man ein entwässerndes antidyskratisches Gemisch nur mit Einwilligung des behandelnden Arztes verwenden! Seine Anwendung kann in bestimmten Fällen durchaus sinnvoll, in bestimmten anderen aber grundsätzlich falsch sein.

Eine solche Einschränkung nennt man eine „Gegenanzeige". – Es gibt eben Krankheiten, bei denen auch so einfache Mittel wie die Brennessel **nicht** angezeigt sind.
Nebenwirkungen dagegen sind von der Brennessel nicht bekannt. Beachten sollte man allerdings, daß die Brennessel als Ruderalpflanze (d. h. Pflanze, die am besten dort wächst, wo der Mensch die Natur verändert hat) besonders reich an Nitraten sein kann. Das spielt eine Rolle bei der Verwendung größerer Mengen Brennessel als Nahrungsmittel, beispielsweise als Spinat. Für solche Zwecke sollte man nur Ernteplätze verwenden, die von stickstoffüberdüngten Böden entfernt liegen.
Nachteilige Wechselwirkungen mit anderen Heilpflanzen oder mit Medikamenten sind von der Brennessel nicht bekannt.

Die Anwendungen

Der **Tee**: 1–2 Eßlöffel werden mit dem halben Liter siedendem Maisbartwasser überbrüht. 10 Minuten ziehen lassen, ab-seihen. Auf drei Tagesdosen verteilen. Als Frühjahrskur über 2–4 Wochen.
Meist wird die Brennessel mit anderen Pflanzen im Gemisch verwendet. Bewährte Rezepte sind am Ende dieses Kapitels zusammengefaßt (Seite 49 f). Es gibt auch Fertigmischungen im Handel, zum Beispiel Brennessel mit Birke, Wacholder, Mädesüß, Weide und Faulbaum. Solche Zusammensetzungen sind für antirheumatische Entschlackungskuren durchaus geeignet.

Der Löwenzahn
(Taraxacum officinale)

Vom Löwenzahn werden die Wurzel und das Kraut verwendet, meist gemeinsam, aber auch getrennt. Für unsere Zwecke eignen sich am besten die Blätter bzw. das Kraut.
Der für die Wirkung hauptverantwortliche Stoff ist das Bittermittel *Taraxacin*, eine Wirkeinheit verschiedener Moleküle, die teilweise nur im Löwenzahn vorkommen. Insofern nimmt der Löwenzahn auch eine Sonderstellung ein.
Das Taraxacin hat eine beachtliche wassertreibende Wirkung, was sich in den Volksnamen mancher Gegenden niedergeschlagen hat: „Bettseicherwurzel" bzw. „Seicherwurzel" oder „Pisse-en-lit" („Mach-ins-Bett") oder sagen mehr aus als eine wissenschaftliche Beschreibung seiner Eigenschaften. Gemeint ist, daß Menschen mit schwacher Blasenschließmuskulatur durchaus ungewollt

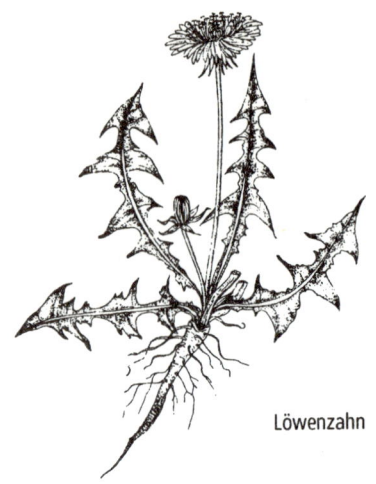

Löwenzahn

zunimmt. Auch die Rückfallshäufigkeit ist nach Beobachtungen bei regelmäßigen Löwenzahnkuren seltener.

Daher können wir den Löwenzahn als Antidyskratikum mit besonderer Wirkung auf chronisch abgenutzte Gelenke bezeichnen.

✳ Als Gegenanzeigen gelten schwere Gallengangserkrankungen, z. B. der Verschluß des Gallenganges durch einen Gallenstein. Hier würde sich die galleflußanregende Wirkung nachteilig auswirken.

Harn lassen müssen, wenn sie zu große Dosen Löwenzahntee zur falschen Zeit – am Abend – trinken.

Eine weitere Wirkung der Inhaltsstoffe des Löwenzahns ist die Anregung des Galleflusses. Dadurch wird die Verdauung erleichtert; deshalb verwendet die Volksmedizin den Löwenzahn auch als mildes Abführmittel.

Als Antidyskratikum hat der Löwenzahn überdies eine spezifische Wirkung bei chronisch degenerativen Gelenkerkrankungen, also bei **Arthrosen**. Allein für diesen Zweck wird er gerne als Frühjahrskur für die Dauer von ca. 6 Wochen entweder als Tee, im Teegemisch oder als Frischpflanzensaft verordnet. Es wurde auch in streng wissenschaftlichen Arbeiten festgehalten, daß im Verlauf einer solchen Kur die Schmerzen und die Gelenksteifigkeit nachlassen, die Beweglichkeit der Gelenke hingegen

Nebenwirkungen sind selten – abgesehen von dem oben erwähnten übersteigerten Harnfluß, und daß, wie bei jedem Bittermittel, ein übersäuerter Magen mit noch mehr Magensäure reagieren kann. Wechselwirkungen mit anderen Pflanzen oder Medikamenten sind nicht bekannt.

Die Anwendung

Der **Tee**: 1–2 Eßlöffel Löwenzahnblätter werden mit dem halben Liter siedendem Maisbartwasser überbrüht. Auf drei Tagesdosen verteilen und wegen der Bitterstoffe vor den Mahlzeiten trinken. Als Frühjahrskur bis zu 6 Wochen.

Auch der Löwenzahn wird meist mit anderen Pflanzen im Gemisch verwendet (vgl. Seite 49 f). Es gibt Fertigpräparate – Tees und vor allem Tropfen mit zum Beispiel Minze, Schöllkraut, Wermut, Faulbaum und Löwenzahn.

Die Birke
(Betula pendula)

Von der Birke werden die Blätter verwendet. In der Volksmedizin werden auch die Knospen, die Rinde und der Saft eingesetzt, diese vor allem aber in der äußerlichen Anwendung, als Abkochung.

Die Birkenblätter weisen einen außergewöhnlich großen Anteil an *Flavonoiden* auf. Diese besonderen Pflanzeninhaltsstoffe haben eine allgemein die Widerstandskraft des Körpers hebende Wirkung. Das ist natürlich bei säftereinigenden Kuren sehr erwünscht. Zusätzlich gilt sie als *„Aquaphoretikum"*, als Mittel, das lokale Wasserstauungen beseitigen kann, zum Beispiel Tränensäcke, aufgedunsenes Unterhautgewebe oder, unterstützend, auch Orangenhaut. Durch eine Vorstufe der Salicylsäure als weiterer Inhaltsstoff wirkt sie direkt antirheumatisch. Ein sehr breit gefächertes Nutzungsgebiet also, das die Beliebtheit der einfachen Birkenblätter in der Volksmedizin verständlich erscheinen läßt.

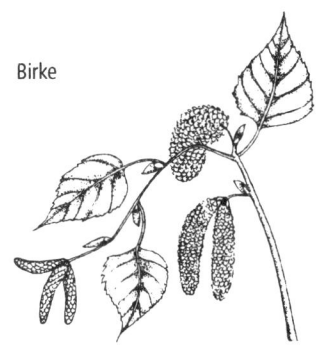

Birke

✳ Als Gegenanzeige gelten, wie bei allen Antidyskratika, nur Krankheiten, bei denen die Flüssigkeitsaufnahme eingeschränkt werden muß.

Nebenwirkungen und Wechselwirkungen mit anderen Pflanzen oder Medikamenten sind nicht bekannt.

Die Anwendung

Der Tee: 1–2 Eßlöffel Birkenblätter werden mit dem halben Liter siedendem Maisbartwasser überbrüht. Auf drei Tagesdosen verteilen. Als Frühjahrskur bis zu 6 Wochen.

Gerade wegen ihres besonderen Flavonoidgehaltes werden die Birkenblätter anderen Pflanzen im Gemisch zugesetzt (vgl. Seite 49 f). So bringen sie die erwünschte Wirkung, die Hebung der Widerstandskraft, mit ein. Mit anderen flavonoidhaltigen Pflanzen wie Lindenblüten und Holunderblüten werden Birkenblätter zu gleichen Teilen gemischt, wenn es darum geht, das darniederliegende Immunsystem zu stärken.

In antidyskratisch wirkenden Fertigpräparaten gibt es die Birkenblätter zusammen mit Zinnkraut und Wacholder oder, als stärker wirkender Abführtee, zusammen mit Faulbaumrinde und Sennesblättern. Solche Gemische sollte man allerdings nur kurzfristig verwenden, da eine große Gewöhnungsgefahr (insbesondere an Senna) besteht.

Die Bohne
(Phaseolus vulgaris)

Verwendet werden die Hülsen unserer Gartenbohne – *Legumina Phaseoli*. Dabei sollen nur reife Bohnen mit weißgelben Hülsen verwendet werden. Die weniger wirkstoffreichen „grünen Bohnen" sind unreif geerntete Früchte.

Die weißgelben Hülsen wirken entwässernd, reinigend und gegen die Bildung von Harngrieß bzw. Harnsteinen. Daneben wird ihnen seit langem eine Wirkung gegen den Alterszucker nachgesagt. Dafür soll entweder ein bestimmter Wirkstoff, die *Guanidinaminovaleriansäure*, oder der hohe Gehalt der Bohnenhülsen an Chromsalzen verantwortlich sein. Auch das Eiweißmolekül *Arginin* sowie die reichlich vorhandene Kieselsäure sollen eine Rolle spielen. Jedenfalls zählt man die Bohnenhülsen zu den glukokininhaltigen Pflanzen. *Glukokinine* ersetzen das Zuckerhormon *Insulin* in keiner Weise, doch sollen sie seine effektive Wirksamkeit fördern. In antidyskratischen Gemischen hat die Bohnenhülse wegen dieser besonderen Eigenart einen bewährten Platz.

Für ihre Verwendung als Nahrungsmittel sind weder besondere Gegenanzeigen noch unerwünschte Nebenwirkungen oder Wechselwirkungen mit anderen Pflanzen oder Medikamenten bekannt.

Die Anwendung

Die Bohnenhülsen sind für sich allein im Gebrauch auch als **Tee** durchaus üblich. Dabei verwendet man die Abkochung: 1 Eßlöffel klein zerschnittener Bohnenschalen wird mit 1 Tasse Wasser auf kleiner Flamme einige Minuten lang gekocht. 10 Minuten ziehen lassen, abseihen. Mehrere, jeweils frisch zubereitete Tassen am Tag. Wenn man den Bohnenschalentee mit dem siedenden Maisbartwasser zubereitet, dann durch Überbrühen: 2–3 Eßlöffel werden mit dem halben Liter siedendem Maisgriffelwasser überbrüht, 10 Minuten ziehen lassen, abseihen. Auf 3 Tassen täglich verteilen.

Gewöhnlich aber werden die Bohnenschalen mit anderen antidyskrati-

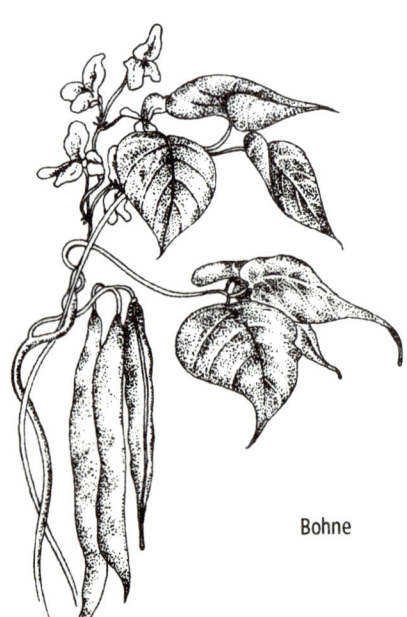

Bohne

schen oder glukokininhaltigen Pflanzen, zum Beispiel mit der Geißraute *(Galega officinalis)* und den (nicht ungefährlichen) Heidelbeerblättern *(Folia Myrtilli)*, gemischt. Letztere können bei längerem Gebrauch zu Vergiftungen mit Leberschäden führen, weshalb bei solchen Teegemischen mit Heidelbeerblättern Vorsicht am Platz ist, auch wenn sie häufig angepriesen werden.

Die Brunnenkresse
(Nasturtium officinale)

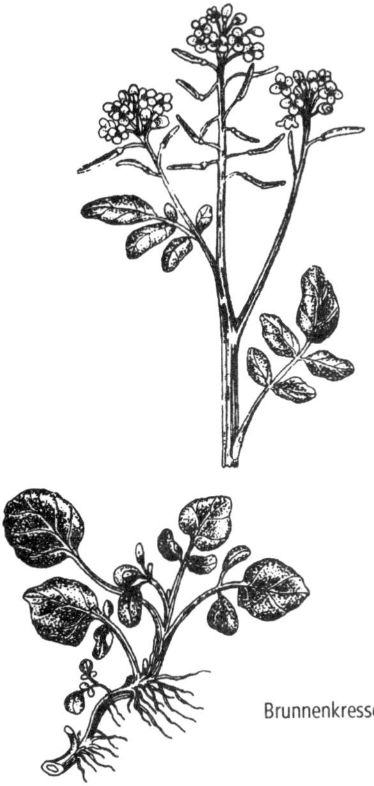

Brunnenkresse

Von der Brunnenkresse und ihrer Verwandten, der Gartenkresse *(Lepidum sativum)*, wird jeweils das Kraut verwendet. Sie werden beide im Frühjahr bevorzugt als Salat und Gemüse gegessen; auch als Frischpflanzensäfte sind sie sehr beliebt. Beim Trocknen der Pflanze geht ein Teil ihrer Wirkung verloren. Diese ist säfte- und blutreinigend, wobei als Hauptwirkstoff die Senföle gelten.

In geringer Dosis reinigen sie durch Anregung des Galleflusses die gestaute Leber, in zu großen Dosen allerdings können sie den Magen reizen. Deshalb zählen die Kressen zwar zu den beliebtesten Frühlingskräutern, sollten aber bescheiden eingesetzt werden.

Die Anwendung

Für kurzfristige Anwendungen sind auch die **Tee**-Zubereitungen beliebt: 1 Teelöffel Brunnen- oder Gartenkresse (frisch) mit 1 Tasse siedendem Wasser überbrühen, 10 Minuten ziehen lassen und abseihen. 3 Tassen täglich zu den Mahlzeiten. Das getrocknete Kraut wird pulverisiert als Niespulver verwendet.

Es gibt verschiedene Fertigarzneien mit der Brunnenkresse als Bestandteil: Mit Kamille, Löwenzahn, Schöllkraut und Medizinalrhabarber oder der stärkeren Senna als gallesaftanregendes Mittel mit gleichzeitig abführender Wirkung.

Als Gegenanzeige wird, bei Genuß zu großer Mengen, eine bestehende

Schwangerschaft angegeben, denn das
Senföl kann abortiv wirken.

Als Nebenwirkung wird die Reizung der
Magenschleimhaut genannt, die ebenfalls erst bei Einnahme zu großer Dosen
auftritt. Wechselwirkungen mit anderen
Heilkräutern oder mit Medikamenten
sind bei den üblichen Darreichungs-
weisen bzw. Gemischen nicht bekannt.

Die Sandsegge
(Carex arenaria)

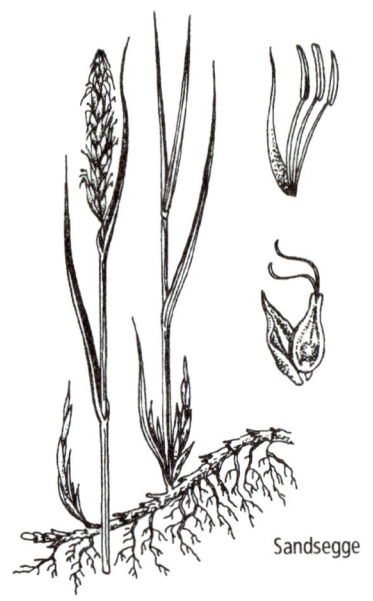

Sandsegge

Seggen sind Riedgräser; es gibt sie auf
der Welt in über tausend und bei uns immerhin in über hundert verschiedenen
Arten. Die Sandsegge kommt vorwiegend auf roten Böden vor, wobei der
Wurzelverlauf knapp unter der Erdober-
fläche an den darüber wachsenden Blät-
terbüscheln erkennbar ist. Diese Wurzeln könnten ebenfalls ein natürliches
Nahrungsmittel unserer steinzeitlichen
Vorfahren gewesen sein. In letzter Zeit
häufen sich Berichte, daß mit Zubereitungen aus dem Wurzelstock der Sandsegge speziell bei chronisch rheumatischen Leiden Besserungen zu erzielen
sind.
    Die bekannten Inhaltsstoffe sind
Kieselsäure und Seifen.

Die Anwendung

Man verwendet den **Tee** aus der getrockneten und zerkleinerten Wurzel: 1 Teelöffel wird mit 1 Tasse siedendem Wasser überbrüht, 10 Minuten ziehen lassen,
über 2–4 Wochen 3 Tassen täglich zu
den Mahlzeiten.
    Die ähnlich, aber nicht so stark anti-
dyskratisch wirkende Wurzel der Quek-
ke *(Agropyron repens)* ist in der Volksmedizin besser bekannt. Sie liefert die
„Gräserwurzel" *(Radix Graminis)* der
Pflanzenheilkunde. Sie wirkt leicht entwässernd und den Gallefluß anregend.
Die Zubereitung des Tees entspricht der
Sandsegge: 1 (bis 2) Teelöffel mit 1 Tasse siedendem Wasser überbrühen, 10 Minuten ziehen lassen, abseihen und je eine Tasse zu den Mahlzeiten trinken.
    Sowohl Sandseggen- als auch Quek-
kenwurzeln sollte man stets frisch zubereiten.

Das Bittersüß
(Solanum dulcamara)

Das Bittersüß (oder Bittersüßer Nachtschatten) zählt zu den stärksten antidyskratischen Mitteln. Da hier die Gefahr einer Überdosierung möglich ist (es enthält die Nachtschatten-Alkaloide *Solacein* und *Solanein*), wird Bittersüß als Tee nicht gerne verschrieben. Die wirksamen Pflanzenteile sind die Stengelspitzen. Von ihnen gibt es Tropfen (Dermatodoron flüssig), die allerdings rezeptpflichtig sind. Wegen ihrer guten antidyskratischen Wirkung soll dennoch auf sie hingewiesen werden. Diese Tropfen kann man in der Dosierung von jeweils 15 den anderen Tees beifügen –

3mal täglich. Es gibt aber auch **Fertigteemischungen** mit Bittersüß als Mitbestandteil (neben Weide, Wacholder und Sandelholz) als antirheumatische Spezialität – auch hier sollte man die Dosen nicht überziehen.

Die Nebenwirkungen bei Überdosierung: Sie entsprechen der Solaninvergiftung bei Genuß unreifer oder keimender Kartoffeln. Brennendes Gefühl im Hals, Kopfschmerzen, Mattigkeit, Leibschmerzen, Erbrechen und Durchfall. Als erste Maßnahme verabreicht man Tierkohle. Bei Erwachsenen sind gefährliche Vergiftungen nicht bekannt, wohl aber bei Kleinkindern. Diesen sollte man solche Teemischungen ohnedies nicht geben.

Der Schlehdorn
(Prunus spinosa)

Der Schlehdorn oder Schwarzdorn gilt als Blutreinigungsmittel mit zusätzlich abführender Wirkung. Man wird ihn also immer dann einem antidyskratischen Teegemisch beifügen, wenn leichte Formen von Verstopfung bestehen. Im Unterschied zu den stärkeren Abführmitteln vom Typ Senna, Aloe, Cascararinde, Faulbaumrinde und Medizinalrhabarber ist der Schlehdorn auch über längere Zeit unbedenklich anwendbar.

Die Anwendung

Verwendet werden die Blüten, welche auch Flavonoide, die die allgemeine

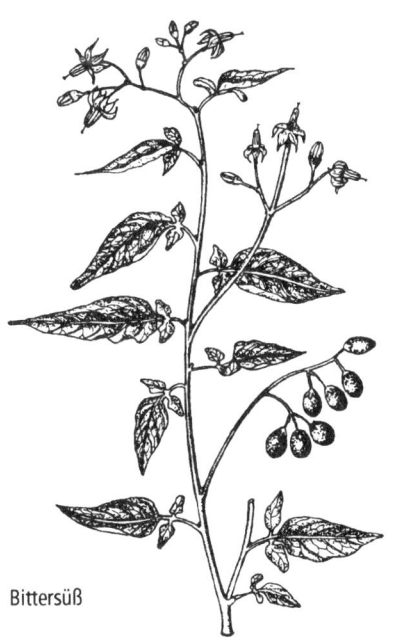

Bittersüß

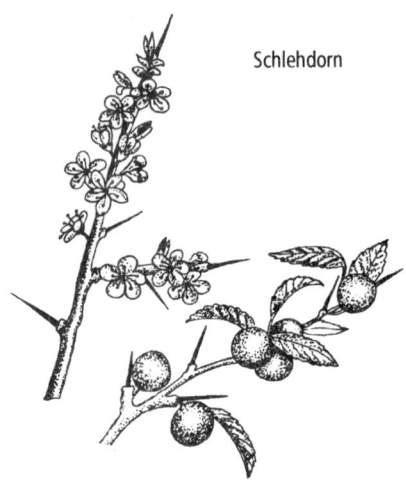

Schlehdorn

Der Medizinalrhabarber
(Rheum palmatum)

Der Medizinalrhabarber ist bereits ein etwas stärkeres Abführmittel, das man dann einsetzt, wenn zusätzlich zur allgemeinen Säftereinigung auch eine Darmreinigung nötig ist. Seine Inhaltsstoffe sind *Anthrachinon-Glykoside*, wie sie auch beim Faulbaum, bei der Senna oder bei der Aloe vorkommen. Allerdings enthält der Medizinalrhabarber zusätzlich Gerb- und Bitterstoffe mit stopfender Wirkung. Ob die mehr stopfende oder mehr abführende Wirkung im Vordergrund steht, hängt beim Medizinalrhabarber von der Dosis ab:

In kleinen Dosen (unter einem halben Gramm) ist die stopfende Wirkung im Vordergrund. Verwendet wird der zerkleinerte, getrocknete Wurzelstock. Ab Dosen von einem halben Gramm beginnt die abführende Wirkung zu überwiegen. Größere Dosen als 2 Gramm pro Dosis sind nicht üblich.

In sehr kleinen Dosen von 0,1–0,2 Gramm nimmt man den Medizinalrhabarber als appetitanregendes Mittel, denn hier kommen die Bitterstoffe am besten zur Geltung.

Widerstandskraft stärken, enthalten. Deshalb sind sie als Grippemittel viel in Verwendung – wie die Birkenblätter, die Linden- und Holunderblüten.

Man bereitet den **Tee** aus 2 Teelöffeln Blüten durch Überbrühen; 10 Minuten zugedeckt ziehen lassen, abseihen. 3mal 1 Tasse täglich zu den Mahlzeiten. Auch in verschiedenen Fertig-Blutreinigungstees sind Schlehdornblüten mitenthalten.

Gegenanzeigen, Nebenwirkungen oder Wechselwirkungen mit anderen Pflanzen oder mit Medikamenten gibt es bei den Schlehdornblüten nicht.

Aus den Schlehdornfrüchten wird ein Sirup für bessere Verdauung und zur Aktivierung der allgemeinen Stoffwechselleistung hergestellt. Von ihm nimmt man gewöhnlich 3mal täglich 1 Eßlöffel.

Die Wirkungsweise von Anthrachinon-Glykosiden in Abführmitteln ist nicht der Natur entsprechend. Sie werden von den Darmbakterien zu den eigentlich wirksamen *Anthranolen* und *Anthronen* abgebaut, und diese verhindern die Abgabe von Wasser und Mineralstoffen aus dem Dickdarm, woraus die vermehrte Stuhlmenge resultiert. Ein Teil der Anthrachinone wird durch die Darmwand in das Blut aufgenommen und kann Schäden verursachen: bei Überdosierung Übelkeit, Schwindel und Kreislaufschwäche.

Der Körper ist imstande, einige der Moleküle zu entgiften und über die Nieren auszuscheiden – der Harn wird dabei rot gefärbt, was eine eher harmlose Nebenwirkung ist. Aber sie können auch die Gebärmuttermuskulatur erregen, weshalb bei bestehender Schwangerschaft von keinem athrachinonhaltigen Abführmittel Gebrauch gemacht werden sollte. Anthrachinone gehen zudem in die Milch stillender Mütter über und schädigen dann das Kind.

Nun sind der Medizinalrhabarber und der anschließend beschriebene Faulbaum die noch harmloseren Abführmittel dieser Art. Trotzdem sollte man auch von ihnen nur über einen begrenzten Zeitraum (bis zu vier Wochen) und nur zur Unterstützung der allgemeinen Säftereinigung und Entschlackung bei rheumatischen Erkrankungen und verschiedenen Stoffwechselleiden Gebrauch machen.

Bei richtig gewählter Dosierung des Medizinalrhabarbers tritt 6–10 Stunden nach der Einnahme in ein oder mehreren Etappen ein breiiger, relativ voluminöser Stuhl auf. Der Medizinalrhabarber wird gewöhnlich auch von älteren Menschen gut vertragen. Wenn trotzdem Leibschmerzen auftreten, dann war entweder die Dosis zu hoch, oder es liegt eine Verengung im Verlauf des Darmes vor. Das klärt der Arzt ab.

Die Anwendung

Einzelanwendungen vom Medizinalrhabarber sind Rhabarber-Tabletten, die es in verschiedenen Stärken im Handel gibt; des weiteren die wäßrige Rhabarber-Tinktur *(Tinctura Rhei aquosa)*, die man als Abführmittel eßlöffelweise einnimmt, und die in Wein gelöste Tinktur *(Tinctura Rhei vinosa)*, die man als Abführmittel teelöffelweise verordnet.

Die Dosierung als **Abführtee:** 1/2–1 Teelöffel feingeschnittene Medizinalrhabarberwurzel mit 1 Tasse siedendem Wasser überbrühen, 10 Minuten ziehen lassen, abseihen. Morgens und abends je 1 Tasse. Meist aber wird der Medizinalrhabarber antidyskratischen Teegemischen, die zusätzlich abführend wirken sollen, beigemischt.

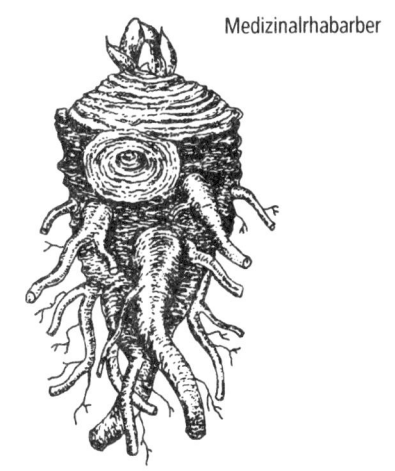

Medizinalrhabarber

Gegenanzeigen: Schwangerschaft, Stillperiode. Des weiteren Darmerkrankungen, die den Einsatz von stärkeren Abführmitteln verbieten.

Nebenwirkungen: Bei langfristigem Gebrauch Mineralstoffverluste. Bei Überdosierung Übelkeit und Kreislaufkollaps.

Wechselwirkungen: Durch den Kaliumverlust wird die Wirkung gleichzeitiger Gaben von Herzmitteln vom Typ Digitalis verstärkt.

Unser Gartenrhabarber ist mit dem aus China stammenden Medizinalrhabarber verwandt; er besitzt auch ähnliche Inhaltsstoffe, allerdings in geringerer Konzentration.

Der Faulbaum

(Rhamnus Frangulae)

Im Vergleich mit den anderen anthrachinonhaltigen Abführmitteln nimmt der Faulbaum eine Art Mittelstellung ein: Er wirkt etwas stärker als der Medizinalrhabarber, aber schwächer als Aloe und Senna. Die bei normalen Dosen erzielte Abführwirkung kann man als mild bis mittelstark bezeichnen; deshalb findet man den Faulbaum ebenso wie den Medizinalrhabarber oft in Teemischungen, die für Kuren gedacht sind.

Verwendet wird die Rinde der kleinen Stämme und Zweige des auch bei uns wachsenden Strauches. Die frische Rinde kann allerdings nicht verwendet werden, da sie durch den Stoff *Frangulin* starken Brechreiz auslöst. Dieser wird erst nach einjähriger Lagerung fermentativ zum abführend wirkenden Anthrachinon-Glykosid abgebaut.

Wie beim Medizinalrhabarber werden diese Anthrachinone im Darm zu den eigentlich wirksamen Anthranolen und Anthronen abgebaut. Nach Einnahme einer entsprechenden Dosis tritt nach ca. 6–10 Stunden ein breiiger, weicher Stuhl auf. Für den Dauergebrauch ist der Faulbaum aber auch nicht geeignet, da er zur Gewöhnung und damit zu einer notwendigen Erhöhung der Dosis führt. Das wiederum verstärkt mögliche Nebenwirkungen.

Die Gegenanzeigen sind dieselben wie beim Medizinalrhabarber: bestehende Schwangerschaft, weil die Muskulatur der Gebärmutter erregt werden kann, und die Stillperiode, weil die Substanzen in die Muttermilch übergehen.

Wechselwirkungen: Durch den Kaliumverlust wird die Wirkung gleichzeitiger Gaben von Herzmitteln vom Typ Digitalis verstärkt.

Immerhin ist der Faulbaum als kurmäßig verwendetes Abführmittel im Rahmen einer allgemeinen Säftereinigung vertretbar. Die Reizwirkung auf den Dickdarm ist – im Vergleich zu den Sennesblättern und zur Aloe – sehr gering, auch die Gefahr der Nierenschädigung und des Blutstaus im kleinen Becken ist viel kleiner als bei diesen beiden stärkeren Abführmitteln.

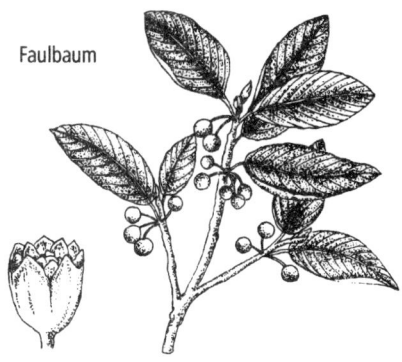

Faulbaum

Die Anwendung

Der **Tee**: Es wird sowohl der Kaltauszug als auch die Abkochung verwendet.

◆ Der Kaltauszug: 1 Teelöffel von der mindestens ein Jahr lang getrockneten, kleingeschnittenen Rinde wird in 1 Viertelliter Wasser kalt angesetzt und tagsüber unter mehrmaligem Umrühren ausgezogen. Abends abseihen, vor dem Schlafengehen lauwarm trinken.

◆ Die Abkochung: 1 Teelöffel kleingeschnittene Rinde in 1 Tasse Wasser kalt ansetzen, erhitzen und kurz aufwallen lassen, abseihen. 10 Minuten ziehen lassen, gut filtern, um die gelösten Schleimstoffe zu entfernen. Vor dem Schlafengehen lauwarm trinken.

Es gibt mehrere Fertigspezialitäten mit Faulbaum im Gemisch. Dabei sind aber oft auch Senna und Aloe mitenthalten, worauf man achten sollte.

Senna und Aloe haben ihr angestammtes und vertretbares Anwendungsgebiet: Zur Durchbrechung der situationsbedingten Verstopfung beim sonst Darmgesunden – zum Beispiel im Fall einer Reiseverstopfung oder einer Verstopfung durch abrupten Kostwechsel und dergleichen. Dann verabreicht man sie für die Dauer von 1–3 Tagen. Senna und Aloe sollten aber nicht gewohnheitsmäßig eingenommen werden.

Andere Faulbaum-Mischungen (vgl. unten) werden als Überbrühung mit heißem (Maisgriffel-)Wasser hergestellt. Die schwarzvioletten Scheinfrüchte des Faulbaumes werden in der Volksmedizin gelegentlich als Mus verwendet. Wegen ihrer abführenden Wirkung nennt man sie „Purgierbeeren". Dem Faulbaum verwandt ist der Cascarabaum *(Rhamnus purshiana)*, auch „amerikanischer Faulbaum" genannt. In der Wirkung sind beide praktisch identisch.

**Zusammenfassung
der beschriebenen säfte- und darmreinigenden
Heilpflanzen**

Heilpflanze	Verwendeter Pflanzenteil	Hauptwirkung	Vorsichtsmaßnahmen
Mais	Griffel	entwässernd schmerzlindernd antirheumatisch	keine
Brennessel	Kraut	entwässernd säftereinigend	keine
Löwenzahn	Kraut	entwässernd säftereinigend galleflußfördernd	nicht einsetzen, wenn Flüssigkeitsbeschränkung verordnet ist (wegen Herz- oder Nierenleiden)
Birke	Blätter	entwässernd Aufbau der Widerstandskraft	keine
Bohne	Hülse	entwässernd säftereinigend	keine
Brunnenkresse	Kraut	säftereinigend galleflußfördernd	Überdosen reizen den Magen
Sandsegge	Wurzelstock	säftereinigend antirheumatisch	keine
Bittersüß	Stengelspitzen	säftereinigend	nur als Fertigzubereitung verwenden
Schlehdorn	Blüten	mild abführend säftereinigend	keine
Medizinalrhabarber	Wurzelstock	abführend	nur für zeitlich begrenzte Kuren
Faulbaum	Rinde	mittelstark abführend	nur für zeitlich begrenzte Kuren – Gewöhnungsgefahr!

Bewährte antirheumatische Heilkräutertees

Bei der Herstellung von antirheumatisch wirkenden, säftereinigenden Tee-Gemischen mit oder ohne gleichzeitige Darmreinigung werden je nach erwünschter Wirkung noch weitere bekannte Heilpflanzen eingesetzt: Melisse, Kamille, Minze, Kümmel, Fenchel, Anis u. a. Sie runden als Ergänzungsmittel die reinigende Wirkung ab. Während einer Kur sollte man auch die im Kapitel „Ernährung bei rheumatischen Erkrankungen" beschriebenen Grundsätze beachten.

Mischung zur allgemeinen Säftereinigung

1 Tee-Ei (Leinensäckchen) Maisgriffel – entsprechend ca. 5 Teelöffeln – in einem halben Liter Wasser bis zu 5 Minuten auf kleiner Flamme kochen lassen. Der Tee wird während des Kochens der Maisgriffel vorbereitet:

> Brennesselkraut, Löwenzahnblätter, Birkenblätter und Bohnenschalen zu gleichen Teilen auf 200 Gramm gemischt, ergibt die für eine Kur nötige Menge.

1 Eßlöffel der Mischung mit dem halben Liter siedendem Maisbartwasser überbrühen, 10 Minuten lang ziehen lassen, abseihen, auf 3 Tassen verteilen.

Jeder Tasse 15 Tropfen Bittersüß (Dermatodoron flüssig) beigeben. Das

Mittel muß vom Arzt verschrieben werden, da es rezeptpflichtig ist. Es verstärkt die Wirkung, ist aber nicht unerläßlich.

Kurdauer: Ca. 4 Wochen. Der Tee muß jeden Tag frisch zubereitet werden, eventuell auch am Vorabend. Trinkwarm, aber nicht heiß vor den Mahlzeiten in kleinen Schlucken trinken.

Mischung gegen allgemeine rheumatische Beschwerden

1 Tee-Ei (Leinensäckchen) Maisgriffel – entsprechend ca. 5 Teelöffeln – in einem halben Liter Wasser bis zu 5 Minuten auf kleiner Flamme kochen lassen. Der Tee wird während des Kochens der Maisgriffel vorbereitet:

1 Eßlöffel der Mischung mit dem halben Liter siedendem Maisbartwasser

Brennesselblätter	50,0 g
Löwenzahnblätter	50,0 g
Sandseggen-Wurzelstock	50,0 g
Schlehdornblüten	25,0 g
Fenchelfrüchte	25,0 g
Gesamt	**200,0 g**

überbrühen, 10 Minuten lang zugedeckt ziehen lassen, abseihen, auf 3 Tassen verteilen.

Mischung zur allgemeinen Säftereinigung mit abführender Wirkung

1 Tee-Ei (Leinensäckchen) Maisgriffel – entsprechend ca. 5 Teelöffeln – in einem halben Liter Wasser bis zu 5 Minuten auf kleiner Flamme kochen lassen. Der Tee wird während des Kochens der Maisgriffel vorbereitet:

> Löwenzahnblätter, Faulbaumrinde, Kamillenblüten und Kümmelfrüchte zu gleichen Teilen auf 200 Gramm gemischt, ergibt die für eine Kur nötige Menge.

1 Eßlöffel der Mischung mit dem halben Liter siedendem Maisbartwasser überbrühen, 10 Minuten lang ziehen lassen, absieihen, auf eine Morgen- und eine Abenddosis verteilen. Ausreichend Flüssigkeit zuführen.

Mischung mit stärkerer abführender Wirkung, zugleich antirheumatisch

1 Tee-Ei (Leinensäckchen) Maisgriffel – entsprechend ca. 5 Teelöffeln – in einem halben Liter Wasser bis zu 5 Minuten auf kleiner Flamme kochen lassen. Der Tee wird während des Kochens der Maisgriffel vorbereitet (siehe Kasten).

1 Eßlöffel der Mischung mit dem halben Liter siedendem Maisbartwasser überbrühen, 10 Minuten gedeckt ziehen lassen, absieihen, auf eine Morgen- und

Medizinalrhabarber-Wurzelstock	40,0 g
Faulbaumrinde	40,0 g
Sandseggen-Wurzelstock	40,0 g
Löwenzahnblätter	30,0 g
Pfefferminzblätter	25,0 g
Fenchelfrüchte	25,0 g
Gesamt	**200,0 g**

eine Abenddosis verteilen. Ausreichend Flüssigkeit zuführen.

Mischung zur allgemeinen Säftereinigung mit gleichzeitig immunstimulierender Wirkung

1 Tee-Ei (Leinensäckchen) Maisgriffel – entsprechend ca. 5 Teelöffeln – in einem halben Liter Wasser bis zu 5 Minuten auf kleiner Flamme kochen lassen. Der Tee wird während des Kochens der Maisgriffel vorbereitet:

Birkenblätter	50,0 g
Lindenblüten	30,0 g
Holunderblüten	30,0 g
Schlehdornblüten	30,0 g
Brennesselkraut	30,0 g
Löwenzahnkraut	30,0 g
Gesamt	**200,0 g**

1 Eßlöffel der Mischung mit dem halben Liter siedendem Maisbartwasser überbrühen, 10 Minuten gedeckt ziehen lassen, absieihen, auf 3 Tagesdosen verteilen, jeweils vor den Mahlzeiten einneh-

men. Bei dieser Mischung ist es sinnvoll, jeder Tasse zusätzlich 15 Tropfen Bittersüß (Dermatodoron flüssig) zuzugeben, da die Wirkung dadurch beachtlich verstärkt wird.

Mischung mit verstärktem säftereinigendem Effekt, zugleich mild abführend

1 Tee-Ei (Leinensäckchen) Maisgriffel – entsprechend ca. 5 Teelöffeln – in einem halben Liter Wasser bis zu 5 Minuten auf kleiner Flamme kochen lassen. Der Tee wird während des Kochens der Maisgriffel vorbereitet:

Löwenzahnkraut	50,0 g
Wacholderfrüchte	30,0 g
Sandseggen-Wurzelstock	50,0 g
Schlehdornblüten	20,0 g
Medizinalrhabarber-Wurzelstock	50,0 g
Gesamt	**200,0 g**

1 Eßlöffel der Mischung mit dem halben Liter siedendem Maisgriffelwasser überbrühen, 10 Minuten gedeckt ziehen lassen, abseihen, auf eine Morgen- und eine Abenddosis verteilen. Ausreichend Flüssigkeit zuführen. In dieser Mischung sind Wacholderbeeren (Fructus Juniperi) enthalten, die Bestandteil beliebter antirheumatischer Herbstkuren sind.

✠ Doch Achtung! Es gibt eine Gegenanzeige: vorgeschädigte Nieren! Auch in der Schwangerschaft sollte man davon nicht Gebrauch machen, da die Wirkstoffe der Wacholderbeeren die Gebärmuttermuskulatur erregen.

In dieser Mischung sind sie in vertretbarer Menge (ca. 1 Gramm pro Tasse) enthalten. Trotzdem sollte man Kuren mit Wacholder nie länger als etwa 4 Wochen durchführen.

Mischung „allgemeiner Blutreinigungstee"

1 Tee-Ei (Leinensäckchen) Maisgriffel – entsprechend ca. 5 Teelöffeln – in einem halben Liter Wasser bis zu 5 Minuten auf kleiner Flamme kochen lassen. Der Tee wird während des Kochens der Maisgriffel vorbereitet:

> Brennesselkraut, Löwenzahnkraut, Holunderblüten, Schlehdornblüten, Fenchelfrüchte und Melissenblätter zu gleichen Teilen auf 200 Gramm mischen.

1 Eßlöffel dieser Mischung mit dem halben Liter siedendem Maisgriffelwasser überbrühen, 10 Minuten lang zugedeckt ziehen lassen, abseihen, auf 3 Tassen täglich verteilen.

Anmerkung zu den Bezeichnungen

Teegemische kann man im allgemeinen in der deutschen Sprache verordnen. Wenn die Bezeichnung eindeutig ist, werden die Kombinationen in Apotheken, die sich mit Heilpflanzen beschäftigen, auch zubereitet.

International sind lateinische Bezeichnungen üblich und auch überall verständlich. Dabei gibt es eine alte Regelung, die von den meisten noch verwendet wird, und eine neue, die seit 1979 als allgemein verbindlich gilt. Ihre Unterschiede sind nicht sehr groß:

◆ Nach der alten Regel steht an erster Stelle der Pflanzenteil im 1. Fall, der Name der Heilpflanze anschließend im 2. Fall. Beispiel: Brennesselkraut = *Herba Urticae* („Kraut der Brennessel").

◆ Nach der neuen Regel steht an erster Stelle der Pflanzenname im 2. Fall, die Bezeichnung des Pflanzenteils anschließend im 1. Fall. Beispiel: Brennesselkraut = *Urticae herba*.

◆ Eigennamen und Worte am Satzbeginn werden auch im Lateinischen immer groß geschrieben, alle anderen Worte klein – daher das klein geschriebene *herba* im Beispiel für die neue Regel.

◆ Ein weiterer Unterschied ist, daß nach der neuen Regel der Pflanzenteil immer in der Einzahl steht. Beispiel: *Flores Sambuci* = „die Blüten des Holunders" (alte Regel); *Sambuci flos* = „des Holunders Blüte" (neue Regel).

Die lateinischen Bezeichnungen

Deutsch	Latein, alt	Latein, neu
Maisgriffel	Stigmata Maydis	Maydis stigma
Brennesselkraut	Herba Urticae	Urticae herba
Löwenzahnkraut	Herba Taraxaci	Taraxaci herba
Birkenblätter	Folia Betulae	Betulae folium
Bohnenhülsen	Legumina Phaseoli	Phaseoli legumen
Sandseggen-Wurzelstock	Rhizoma Caricis	Caricis rhizoma
Schlehdornblüten	Flores Pruni spinosae	Pruni spinosae flos
Fenchelfrüchte	Fructus Foeniculi	Foeniculi fructus
Faulbaumrinde	Cortex Frangulae	Frangulae cortex
Kamillenblüten	Flores Chamomillae	Chamomillae flos
Kümmelfrüchte	Fructus Carvi	Carvi fructus
Medizinalrhabarber-Wurzelstock*	Rhizoma Rhei	Rhei rhizoma
Pfefferminzblätter	Folia Menthae piperitae	Menthae piperitae folium
Lindenblüten	Flores Tiliae	Tiliae flos
Holunderblüten	Flores Sambuci	Sambuci flos
Wacholderfrüchte	Fructus Juniperi	Juniperi fructus
Melissenblätter	Folia Melissae	Melissae folium

* Beim Medizinalrhabarber sind auch die Bezeichnungen Radix (Wurzel), Rhei bzw. Rhei radix üblich.

Die bei den säftereinigenden Teegemischen angeführten Pflanzenteile sind, um Mißverständnisse auszuräumen, in der nebenstehenden Tabelle mit ihrer lateinischen Bezeichnung angeführt (in der Reihenfolge ihrer Erwähnung).

Die gewebskräftigenden Kieselkräuter

Die Kieselkräuter üben eine allgemein stoffwechselanregende Wirkung aus und kräftigen das geschwächte Bindegewebe. Seine Resistenz wird durch die Kieselkräuter gesteigert. Man hat dies früher zur Behandlung der Tuberkulose genutzt – zur Hebung der Abwehrkraft, aber auch, um die Abkapselung eines tuberkulösen Herdes zu fördern.

Dieselbe positive Wirkung üben die Kieselkräuter auch auf den Bandapparat und auf das gelenknahe Bindegewebe aus.

Es gibt eine ganze Reihe von Pflanzen mit gutem Kieselsäuregehalt. Die Asiaten zum Beispiel bereiten sich aus den knotennahen Teilen des Bambusstammes ein Pulver und nehmen es kurmäßig gegen verschiedene Gelenkbeschwerden ein. Dieses Pulver ist außergewöhnlich reich an dem die Kieselsäure bildenden Spurenelement *Silizium*. Dieses Silizium gehört zu den unerläßlichen Nährstoffen, mit welchen wir uns ausreichend versorgen sollten. Nach dem Sauerstoff ist es das zweithäufigste Element überhaupt, und zusammen mit dem Sauerstoff bildet es die Kieselsäure (*= Siliziumdioxid*).

Die **Wirkung des Siliziums** ist recht gut erforscht: Es sorgt in den Bindegeweben für die Verstrebungen zwischen den langen Fasern und damit für Festigkeit und Elastizität. Auch an der Membran unserer Zellen hat es eine wichtige formgebende Funktion. Man hat aber auch festgestellt, daß durch ausreichend vorhandenes Silizium die Aktivität unserer sogenannten „Freßzellen" geregelt wird. Diese können kleine Ablagerungen in den Geweben, auch Bakterien, „fressen" und sogar „verdauen", haben also eine reinigende Wirkung. Ein wichtiger Zusammenhang besteht auch in der Wechselwirkung mit dem Kalzium. Wenn genügend Silizium in der Nahrung enthalten ist, wird das für unser Knochengerüst so wichtige Kalzium besser aufgenommen.

Bei **Siliziummangel** treten die entsprechenden Störungen auf: Erschlaffung des Stützgewebes, Zahnverfall, brüchige Knochen und damit belastete Gelenke. Nun ist in einer normalen Ernährung nach Ansicht der Ernährungswissenschaftler im allgemeinen genügend Silizium enthalten. Die besten Lieferanten sind die pflanzlichen Nahrungsmittel: Vollgetreide, besonders Hirse und Hafer, sowie Kartoffeln und Wurzeln. Unter den tierischen Nahrungsmitteln stehen die Innereien Lunge und Milz an erster Stelle. Viel Silizium ist auch in Mineralwässern und vor allem in der Kieselerde enthalten, die ja aus nichts anderem besteht als aus den Panzern abgestorbener Kieselalgen. Kieselerde wird in verschiedenen Formen im Handel angeboten.

Bei jugendlichen Menschen scheint die Versorgung mit Silizium gesichert. Doch treten Schwierigkeiten auf, wenn der Verschleiß an Silizium ungewöhnlich hoch ist. Das ist zum Beispiel während der Akne-Zeit im Pubertätsalter der Fall, besonders dann, wenn gleichzeitig ein starker Wachstumsschub eingesetzt hat, der zusätzliches Silizium erfordert. Deshalb wird von manchen Wissenschaftlern eine über die normale Zeit andauernde jugendliche Akne zumindest teilweise auf Siliziummangel zurückgeführt. Derselbe Mehrbedarf bestand bei der früher sehr häufigen Tuberkulose der Kinder; deshalb wurden die Kieselkräuter als Tee verwendet.

Bei älteren Menschen scheint oft die Fähigkeit, Silizium aus dem Darm aufzunehmen, gestört. Trotz ausreichender Mengen in der Nahrung gelangt zu wenig davon in das Blut und von dort aus an den Ort seiner Bestimmung – in die Binde- und Stützgewebe. Hier kann man die vermehrte Neigung zu Gelenkerkrankungen infolge Substanzschwäche („beschleunigter Abbau") zumindest teilweise auf mögliche Siliziummangel zurückführen. Deshalb wird älteren Menschen die zusätzliche Aufnahme von Silizium in irgendeiner Form empfohlen.

Bei den Heilpflanzen sind die Knöterichgewächse und die Schachtelhalme die besten Kiesellieferanten. Gegen-

über anderen Darreichungsformen haben sie den Vorteil, daß zusätzliche Inhaltsstoffe die Wirkung des Siliziums spezifisch unterstützen. Drei Heilpflanzen sind auf diesem Gebiet am meisten erprobt: Das Zinnkraut (Ackerschachtelhalm), das Hohlzahnkraut und der Vogelknöterich.

Die Mengen an vorhandener Kieselsäure sowie ihre Verfügbarkeit bei der Teezubereitung sind unterschiedlich: Das Zinnkraut enthält 6 Prozent Kieselsäure und gibt davon 10 Prozent ab; das Hohlzahnkraut enthält 1 Prozent Kieselsäure und gibt davon 4 Prozent ab; der Vogelknöterich enthält 1 Prozent Kieselsäure und gibt davon 8 Prozent ab.

Wenn man dem Teegemisch während des Ziehens etwas Zucker oder Honig beifügt, dann wird die Abgabebereitschaft erhöht. Trotz ihres unterschiedlichen Gehalts an Kieselsäure mischt man die Heilpflanzen in bewährter Weise zu gleichen Teilen.

Das Zinnkraut
(Equisetum arvense)

Das Zinnkraut, auch „Schachtelhalm" oder „Ackerschachtelhalm" genannt, besitzt so viel Kieselsäure, daß es früher zum Putzen von Zinngeschirr verwendet werden konnte. Von daher stammt auch sein Name.

Weitere Inhaltsstoffe sind die die allgemeine Widerstandskraft aufbauenden Flavonoide, Gerbstoffe und Bitterstoffe. In der Pflanzenheilkunde gilt es außer als

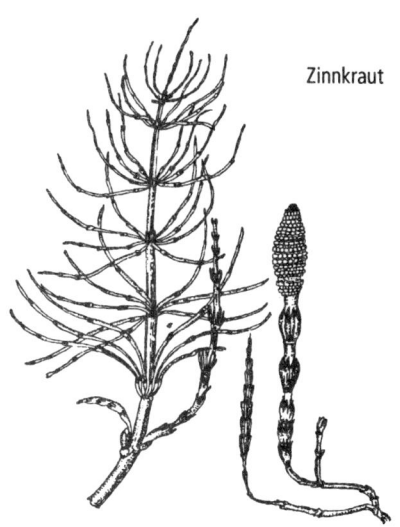

Zinnkraut

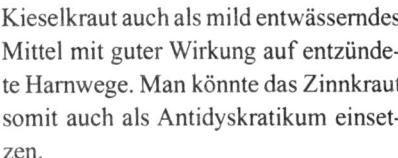

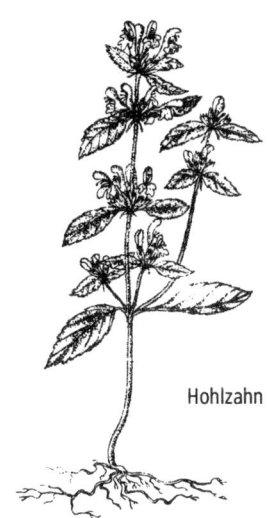

Hohlzahn

Kieselkraut auch als mild entwässerndes Mittel mit guter Wirkung auf entzündete Harnwege. Man könnte das Zinnkraut somit auch als Antidyskratikum einsetzen.

Der gelblichweiße Hohlzahn
(Galeopsis ochroleuca)

Die zweite Kieselpflanze enthält neben Silizium einige antirheumatisch wirksame Stoffe wie das *Harpagid*. Auch hier ist eine leicht entwässernde Wirkung bekannt. Wie beim Zinnkraut beschränkt sich diese Entwässerung auf die Ausschwemmung von gestauter Flüssigkeit, ohne daß der Mineralstoffwechsel beeinflußt wird. Seinen Namen hat der Hohlzahn von der schönen, wie ein hohler Backenzahn aussehenden Blüte. Verwendet wird das Kraut.

Der Vogelknöterich
(Polygonum aviculare)

Diese weit verbreitete Pflanze enthält wie das Zinnkraut auch größere Mengen an den die allgemeine Widerstandskraft aufbauenden Flavonoiden. Da sie zusätzlich auch Schleimstoffe enthält, wird sie in der Volksmedizin gerne sekretlösenden Brusttees beigefügt. Auch der Vogelknöterich hat eine entwässernde Wirkung, wobei die Bereitschaft zu Nachtschweiß besonders auffällig gemindert wird (weil die Niere anstelle der Haut die Flüssigkeit ausscheidet). Verwendet wird das Kraut.

In der Praxis stellt man für eine Kur folgendes **Teegemisch** zusammen: Vogelknöterich, Zinnkraut und Hohlzahnkraut zu gleichen Teilen auf 200 Gramm gemischt.

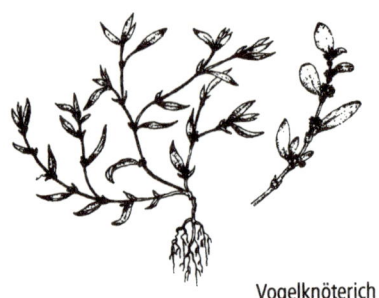

Vogelknöterich

nensäckchen) mit ca. 5 Teelöffeln Mais-griffel in das kochende Wasser.

Beim Vogelknöterich wird der Zusatz „*avicularis*" deshalb stets angeführt, um Verwechslungen mit dem Wasserpfeffer *(Polygonum hydropiper)* zu vermeiden. Diese Knöterichart war früher ein oft verwendetes Mittel zur Stillung von Blutungen bei Frauenleiden. Solche ergänzenden Bezeichnungen in der lateinischen Benennung gibt es nicht allzuoft.

Der Tee wird durch kurzes Kochen zubereitet, will man möglichst viel verwertbares Silizium in den Körper bringen: 1 Eßlöffel des Gemisches wird in einem halben Liter Wasser kalt angesetzt; einige Minuten auf kleiner Flamme kochen lassen, vom Herd nehmen. Etwas Honig zusetzen (damit das Silizium besser abgegeben wird), umrühren, 10–15 Minuten ziehen lassen. Abseihen, auf 3 Tassen verteilt zu den Mahlzeiten trinken, trinkwarm, aber nicht heiß.

Man kann diesen Kieseltee sehr gut mit den säftereinigenden Maisgriffeln kombinieren. Dann hängt man während der Kieseltee-Zubereitung 1 Tee-Ei (Lei-

Dann aber sind sie wichtig, da der Apotheker den Zusatz braucht, um die richtige Ware ausfolgen zu können. In der deutschen Bezeichnung sagt das Wort „*Vogel*knöterich" schon alles aus.

Für die Kieselkräuter gibt es als Gegenanzeige nur die Einschränkung bei Krankheiten, bei denen die Flüssigkeitszufuhr stark beschränkt werden muß. Und auch diese ist nur für das Zinnkraut festgehalten (von der für solche Belange zuständigen „Kommission E" des Bundesgesundheitsamtes).

Nebenwirkungen und Wechselwirkungen mit anderen Pflanzen oder mit Medikamenten sind nicht bekannt.

Die lateinischen Bezeichnungen

Deutsch	Latein, alt	Latein, neu
Zinnkraut	Herba Equiseti	Equiseti herba
Hohlzahnkraut	Herba Galeopsidis	Galeopsidis herba
Vogelknöterich	Herba Polygoni avicul.	Polygoni avicul. herba

Verschiedene Heilpflanzen mit Wirkung bei rheumatischem Geschehen

Außer den erwähnten Antidyskratika (= säftereinigenden Mitteln) und den Kieselkräuter (= das Bindegewebe kräftigenden Mitteln) gibt es weitere Heilpflanzen, die bei innerlicher Anwendung hilfreich sein können. Sie wirken auf andere Weise als die bisher beschriebenen Gruppen und können deshalb auch zusätzlich verwendet werden. Zum Beispiel:

✂ Morgens, mittags, abends ein Antidyskratikum, und vormittags und nachmittags zusätzlich eines der in der Folge beschriebenen Mittel.

✂ Morgens und abends ein Antidyskratikum mit abführender Wirkung (also mit Medizinalrhabarber und/oder Faulbaum), und vormittags und nachmittags zusätzlich eines der in der Folge beschriebenen Mittel.

✂ Morgens, mittags und abends ein Kieseltee, und vormittags und nachmittags eines der in der Folge beschriebenen Mittel.

✂ Man kann die Mittel, wenn das Beschwerdemuster dem Wirkmechanismus entspricht, auch für sich allein verwenden:

◆ Silberweide, Mädesüß und Schwarzpappel zählen zu den Mitteln mit Vorstufen der Salicylsäure als wesentliche Wirkstoffe.

◆ Beinwell und Hundszunge sind aufbauende Mittel.

◆ Holunder und Teufelskralle haben jeweils ihre eigenen Wirkmuster. Beide wirken dann am besten, wenn ihnen das Beschwerdebild entspricht.

Die salicylathaltigen Heilpflanzen: Silberweide, Schwarzpappel und Mädesüß

Dies sind Heilpflanzen, die ihre Wirkung gegen rheumatische Leiden auf Grund ihres Gehaltes an Salicylsäureverbindungen entwickeln. Diese ist in einer Vorstufe der Salicylsäure in den Pflanzen enthalten: als *Salicine* in den Weidenarten, als *Populine* in den Pappeln, als *Salicylaldehyd* im ätherischen Öl der Mädesüßblüten und in ähnlicher Form auch in mehreren anderen Heilpflanzen.

Im Jahre 1838 konnte der italienische Professor Rafaele Piria die Salicylsäure aus dem Salicin der Weidenrinde (Weide = *salix*) herstellen. Und schon 1860 gelang dem deutschen Chemiker Hermann Kolbe die synthetische Herstellung der Salicylsäure – zum Glück, denn sonst wären alle Weiden als Ausgangsmaterial dafür bereits abgeholzt worden.

Die Salicylsäure ist inzwischen das mit Abstand meistgebrauchte Mittel der Medizin geworden. Als besser verträgliche *Acetylsalicylsäure* verbraucht man in Deutschland, Österreich und der Schweiz pro Jahr eine gute Milliarde

Tabletten – in Form von Aspro, Aspirin und den verschiedenen ASS-Präparaten – und in den USA, wo das Mittel von vielen Menschen vorbeugend genommen wird, sogar 100 Millionen pro Tag! Wenn man die Abkömmlinge der Salicylsäure, die als verschiedene antirheumatische Spezialitäten in Gebrauch sind, hinzurechnet, kommt man auf noch viel höhere Zahlen. Natürlich wußte Professor Piria aus der volksmedizinischen Überlieferung, daß Weidenrinden-Zubereitungen eine entzündungshemmende und schmerzstillende Wirkung besitzen. Deshalb ging er auch auf die Suche nach dem dafür verantwortlichen Stoff.

Die **Hauptwirkungen** der salicylathaltigen Pflanzen:

◆ Rückbildung entzündlicher Geschehen.

◆ Schmerzlinderung; bei Gelenkbeschwerden, wenn die Schmerzen besonders während der Bewegung auftreten, aber auch bei nächtlicher Verschlimmerung.

◆ Wenn der Erkrankte die Beobachtung gemacht hat, daß durch Schwitzen die Beschwerden gelindert werden (z. B. in der Sauna). Aspirin ist ja auch ein schweißtreibendes Mittel.

Die Anwendung salicylathaltiger Pflanzen unterliegt aber auch **Einschränkungen**:

◆ In den letzten drei Monaten einer bestehenden Schwangerschaft sind sie zu meiden, da durch die blutgerinnungshemmende Wirkung beim Kind Störungen auftreten können. Diese Wirkung, die auf einer Hemmung der Verklebungsbereitschaft der Blutplättchen beruht, wird andererseits therapeutisch vielfach genutzt.

◆ Es besteht gelegentliche Magen-Unverträglichkeit.

◆ Es können allergische Reaktionen auftreten („Aspirin-Asthma").

Über **Wechselwirkungen** mit anderen Heilpflanzen oder mit Medikamenten ist bislang wenig bekannt. Doch werden die salicylathaltigen Heilpflanzen oft als Ergänzung zu Acetylsalicylsäure-Präparaten und anderen rheumatischen Medikamenten empfohlen, da sie deren Wirkung verstärken und es ermöglichen, deren Dosis zu reduzieren.

Die in den Pflanzen vorkommenden Vorstufen werden erst im Körper in mehreren Stufen zu Salicylsäure umgewandelt.

Das Salicin der Weidenrinde zum Beispiel wird durch Darmbakterien in den Stoff *Saligenin* verwandelt; es gelangt in das Blut, wo es mit Hilfe von Sauerstoff die Salicylsäure bildet. Dieser interessante körpereigene Vorgang, aus einem unwirksamen Mittel ein Heilmittel mit schmerz- und entzündungshemmender Wirkung zu konstruieren, ähnelt der Bildung von Vitaminen aus Vorstufen, die zwar in der Natur vorkommen, aber erst vom Körper in die geeignete „Form" gebracht werden.

Die Silberweide
(Salix alba)

Der Silberweide ist der bekannteste Vertreter der den Stoff Salicin liefernden Weidenarten. Auch die Purpurweide *(Salix purpurea)*, die Bruchweide *(Salix fragilis)* und die Korbweide *(Salix daphnoides)* weisen in ihrer Rinde durchaus brauchbare Salicin-Mengen auf. Man nennt sie auch – im Unterschied zu den etwa 300 anderen Weidengewächsen – die „Salicin-Arten". Auch die bekannte Trauerweide *(Salix babylonica)*, eine kultivierte Unterart, welcher die Silberweide eingekreuzt ist, enthält ausreichende Mengen. Die Auswahl ist also groß, doch ist umgekehrt nicht jede Weidenrinde wirksam. Verwendet wird die

Silberweide

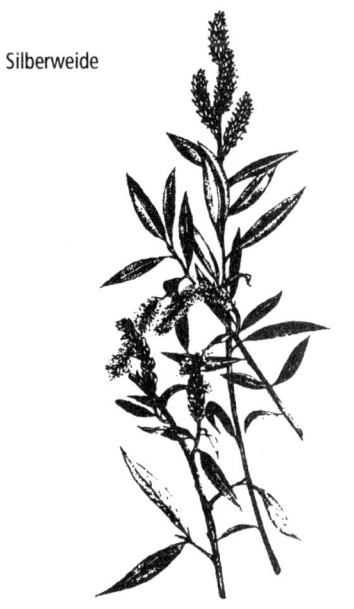

Rinde der mitteldicken zwei- bis dreijährigen Zweige. Neben dem Salicin enthalten sie noch andere Salicylsäure-Vorstufen und die wichtigen Flavonoide, welche unsere Abwehrkraft stärken.

Die Anwendung

1–2 Teelöffel feingeschnittener Weidenrinde werden mit 1 Tasse Wasser kalt angesetzt, bis zum Sieden erhitzt; vom Herd nehmen, 10 Minuten ziehen lassen, abseihen. 2–5 Tassen täglich, je nach Beschwerden. Man muß den Tee nicht jedesmal frisch zubereiten, sondern mischt sich die Tagesdosis in einem Kochgang am Morgen. Trinkwarm, aber nicht zu heiß trinken. Kurdauer: etwa 3–4 Wochen.

Da die Salicylsäure als *Natriumsalicylat* im Blut vorkommt, ist die Gefahr von Nebenwirkungen geringer. Trotzdem ist immer Vorsicht am Platz. Magenbeschwerden werden beim Weidenrindentee auch eher durch die vorhandene Gerbsäure als durch das Salicin bewirkt.

Die Schwarzpappel
(Populus nigra)

Die Schwarzpappel ist ebenfalls ein Weidengewächs, deshalb ist das bei der Silberweide Beschriebene auch für sie gültig. Sie enthält darüber hinaus auch ätherische Öle mit auswurffördernder Wirkung. Deshalb ist sie bei rheumatischen Erkrankungen mit zusätzlicher chroni-

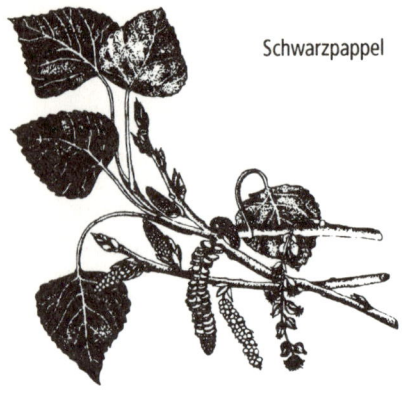

Schwarzpappel

aber nicht zu heiß trinken. Kurdauer: etwa 2–3 Wochen.

Auch bei der Schwarzpappel und der Espe sind die Nebenerscheinungen selten. Während der letzten drei Monate einer Schwangerschaft aber sollte man sie sicherheitshalber nicht gebrauchen.

Das Mädesüß
(Filipendula ulmaria)

Diese auch „Spierstaude" genannte Blume heißt auf englisch „Meadowsweet", also Wiesensüß. Bei uns ist die Legende überliefert, daß sein Name nicht von der Wiese, auch nicht von „Mädchen", sondern vom Met herstammt, dem Getränk der alten Germanen. Damit sollen sie

scher Bronchitis das geeignetere Mittel. Schwarzpappeln sind heute selten geworden und stehen in manchen Ländern unter Naturschutz. Das Selbstsammeln ist schwierig (die Rinde der zwei- bis dreijährigen Äste wird im Frühjahr geerntet). Sehr ähnlich in der Wirkung ist die nahe verwandte Espe, auch Zitterpappel *(Populus tremula)* genannt.

Bei der Schwarzpappel ist das *Populin* der Hauptwirkstoff, bei der Espe das *Tremulin*. Beide sind, wie das Salicin der Weide, Salicylsäure-Vorstufen.

Die Anwendung

1–2 Teelöffel feingeschnittener Pappel-(Espen-)Rinde werden mit 1 Tasse Wasser kalt angesetzt und bis zum Sieden erhitzt; vom Herd nehmen und 10 Minuten ziehen lassen, abseihen. 1–5 Tassen täglich, je nach Beschwerden. Man muß den Tee nicht jedesmal frisch zubereiten, sondern mischt sich die Tagesdosis in einem Kochgang am Morgen. Trinkwarm,

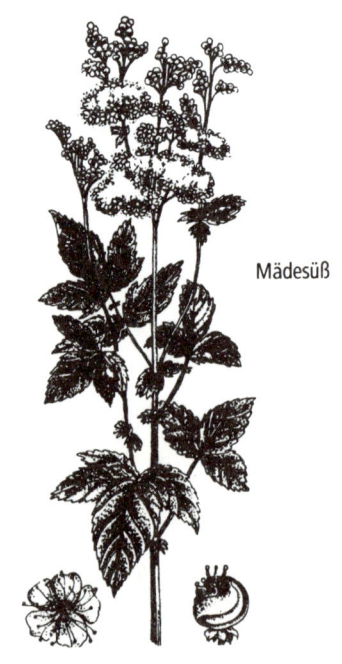

Mädesüß

Die lateinischen Bezeichnungen

Deutsch	Latein, alt	Latein, neu
Weidenrinde	Cortex Salicis	Salicis cortex
Pappelrinde	Cortex Populi	Populi cortex
Mädesüßblüten	Flores Spireae	Spireae flos

---

ihren Honigwein versetzt und so eine antirheumatische Begleitwirkung erreicht haben – dieser Met hatte immerhin an die 15 Volumprozent Alkohol und dürfte bei intensiverem Genuß durchaus „in die Glieder gefahren" sein.

Wie auch immer, das Mädesüß stellt wegen seines Gehaltes an Salicylatvorstufen eine brauchbare antirheumatische Heilpflanze dar. Diese Vorstufen sind als *Salicylaldehyd* und *Methylsalicylat* in der Blüte enthalten. Dies erfordert eine andere Anwendungsart als bei den Rinden von Weide, Pappel und Espe.

Die Anwendung

2 Teelöffel werden mit 1 Tasse siedendem Wasser überbrüht; 10 Minuten zugedeckt ziehen lassen, abseihen, trinkwarm in kleinen Schlucken zu sich nehmen. Auch hier kann man die Tagesdosis von 3–5 Tassen morgens im voraus zubereiten. Kurdauer, wie bei allen salicylathaltigen Heilpflanzen: ca. 3–4 Wochen bei rheumatischem Geschehen.

Die salicylathaltigen Pflanzen sind oft in **Fertigtees** gegen Grippe und/oder allgemeine rheumatische Erkrankungen mitenthalten: mit Holunder, Linde, Bir-

ke, Brennessel, Wacholder usw. und auch gemischt. Es empfiehlt sich generell, die Tees mit Hilfe von Maisgriffel-Absud zuzubereiten (vgl. Seite 33 f).

Der Beinwell und die Hundszunge
(Symphytum officinale und Cynoglossum officinale)

Diese beiden Heilpflanzen haben einander sehr ähnliche Wirkstoffe. Nur wird vom viel berühmteren Beinwell die Wurzel und von der Hundszunge das Kraut verwendet.

Der **Beinwell** gilt als klassisches Heilmittel für Bänder und Knochen. Sein Name kommt von „Bein" (= Knochen) und von „wallen" (= heilen, vgl. „Wallfahrt"). Die heilige Hildegard von Bingen, die im 12. Jahrhundert lebte, hat dem Beinwell auch den Namen „Consolida" verliehen. Damit ist die „zusammenheilende" Wirkung bei Störungen und Verletzungen im Bereich des Knochens, der Gelenke und der Bänder gemeint. Den Namen *Radix Consolidae* hat die Beinwellwurzel heute noch, er ist in der Pharmazie ebenso gebräuchlich wie *Radix Symphyti*.

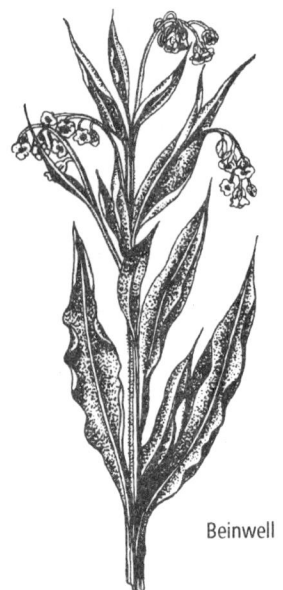

Beinwell

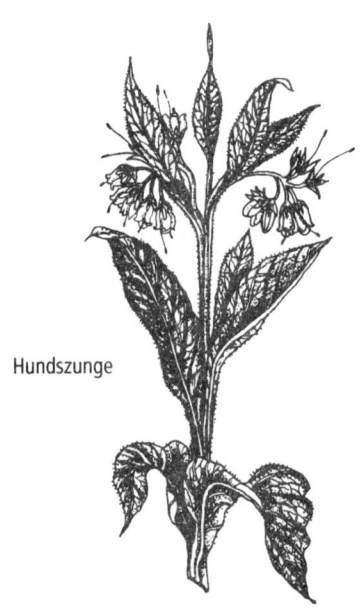

Hundszunge

Die **Hundszunge** ist ein bei uns häufig vorkommendes Unkraut. Man verwendet das Kraut oder nur die Blätter und erreicht eine ähnliche Wirkung wie beim Beinwell.

Beiden Pflanzen ist als Hauptwirkstoff das *Allantoin* gemeinsam, ein Abbauprodukt der Harnsäure, das Menschen und Affen nicht selbst bilden können, wohl aber alle anderen Säugetiere und eine ganze Reihe von anderen Lebewesen – zum Beispiel Fliegenmaden. Das wurde schon vor 30 Jahren beobachtet: Mit Fliegenmaden kann man eitrige Wunden, Geschwüre und Knocheneiterungen schneller zur Ausheilung bringen. Unappetitlich, aber wahr!

Interessant ist, daß man dabei das gesamte Muster des allantoinhaltigen Materials benötigt, also die ganze Fliegenmade, die ganze Beinwellwurzel oder das ganze Kraut der Hundszunge. Man hat versucht, das Allantoin aus seinen Trägern zu extrahieren und isoliert zu verwenden. Die Erfolge waren dann deutlich geringer.

Die Anwendung

Der **Beinwelltee**: 1–2 Teelöffel fein geschnittener oder pulverisierter Wurzel wird mit 1 Tasse siedendem Wasser überbrüht; 10 Minuten ziehen lassen und abseihen. 2–3mal täglich 1 Tasse.

Man sollte den Beinwelltee nicht über längere Zeit einnehmen, da er die Leber belasten kann und außerdem auch Inhaltsstoffe besitzt, die im Verdacht stehen, krebserregend zu sein. Zwei Wochen genügen, um einen antirheumatischen Effekt zu erzielen, und sind in den meisten Fällen noch unbedenklich. Beinwell gehört deshalb auch zu den Pflanzen, bei denen man gerne auf homöopathische Tiefpotenzen ausweicht, da diese Anwendungsform ungefährlich, erfahrungsgemäß aber genauso wirksam ist (vgl. Seite 75 ff).

Der **Hundszungentee**: 1–2 Teelöffel Hundszungenkraut werden mit 1 Tasse siedendem Wasser überbrüht, 10 Minuten ziehen gelassen und abgeseiht. Über 2–4 Wochen 2–3 Tassen täglich. Von der Hundszunge sind keine Nebenwirkungen bekannt geworden. Deshalb wird das Kraut nun auch häufiger an Stelle der Beinwellwurzel eingesetzt.

Der Holunder
(Sambucus nigra)

Vom schwarzen Holunderstrauch werden alle Pflanzenteile verwendet. Deshalb wurde er früher auch als „Hausapotheke der Bauern" bezeichnet. Bei allge-

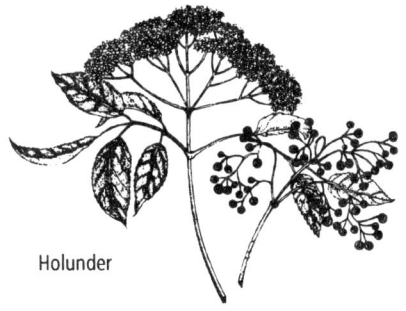

Holunder

mein rheumatischen Beschwerden setzt man am besten die Blätter und die Rinde der kleinen Äste im richtigen Gemisch ein, bei leicht fieberhaftem Rheuma die Blüten und zur Hebung der allgemeinen Widerstandskraft die Blüten und die Beeren.

Die Anwendung

Je nach Beschwerdemuster kann man verschiedenste Tee-Zubereitungen verwenden.

◆ **Allgemeine Gelenkbeschwerden:** 1 Teelöffel Holunderblätter und 1 größere Messerspitze Holunderrinde werden mit 1 Tasse siedendem Wasser überbrüht, 10 Minuten ziehen gelassen und abgeseiht. 3 Tassen täglich trinkwarm in kleinen Schlucken. Bei guter Verträglichkeit kann man Kuren von 3–4 Wochen durchführen. Diese Teezubereitung wirkt besonders, wenn die rheumatischen Beschwerden in mehreren Gelenken und auch in der Muskulatur auftreten.

◆ **Bei schubhaften Gelenkbeschwerden mit leichtem Fieber:** 2–3 Eßlöffel Holunderblüten mit 3 Viertelliter siedendem Wasser überbrühen, 10 Minuten ziehen lassen, abseihen. Die Menge wird auf mehrere Tagesdosen verteilt. Warm und in kleinen Schlucken trinken. Wenn eine schweißtreibende Wirkung erwünscht ist, trinkt man den Tee betont heiß; man muß natürlich darauf achten, sich dann nicht zusätzlich zu erkälten.

◆ **Zur Hebung der allgemeinen Widerstandskraft:** Hierzu eignet sich der Tee aus den vollreifen Beeren oder das Holundermus.

Der **Tee** wird aus den frischen oder getrockneten Beeren zubereitet. Man läßt 2 Eßlöffel davon über Nacht in 1 Viertelliter kaltem Wasser ziehen und läßt den Auszug morgens ganz kurz aufkochen. Auf Trinktemperatur abkühlen und in kleinen Schlucken trinken.

Das **Holundermus** darf nur aus vollreifen Beeren zubereitet werden. Da der Reifezustand der Beeren ein und derselben Holunderdolde unterschiedlich ist, muß man die vollreifen Beeren entweder aussortieren, oder man läßt in der Sonne nachreifen.

▨ Grüne Beeren müssen in jedem Fall entfernt werden, da sie giftige Stoffe enthalten! Da auch die Samen in den Beeren unverträgliche Stoffe wie das *Sambunigrin* besitzen, sollte man das Mus nach der Herstellung durch ein feines Sieb treiben. Sonst treten Nebenwirkungen wie Übelkeit und Erbrechen auf.

Die reifen Holunderbeeren werden in etwas Wasser zum Kochen erhitzt, einige Minuten auf dem Herd belassen und dann durch ein feines Sieb getrieben, um die unverträglichen Samen (Kerne) restlos zu entfernen. 1–2 Eßlöffel zu den Mahlzeiten.

Auch der Holunderbeeren-**Preßsaft** darf nur aus vollreifen Beeren hergestellt werden. Gut kochen, da der Rohgenuß Übelkeit verursachen kann! Im Handel gibt es auch hochwertige Fertigkonzentrate.

Die südafrikanische Teufelskralle
(Harpagophytum procumbens)

Diese interessante Heilpflanze stammt aus den Savannen der Kalahari Südafrikas und Namibias und wurde erst vor etwa 30 Jahren bei uns bekannt. Durch Raubbau wurde sie nahezu ausgerottet, und zeitweise gelangte auch minderwertiges Material in den Handel. Der eigentlich heilwirksame Pflanzenteil sind die Speicherwurzeln oder Knollen, die sich im Verlauf der oft mehrere Meter langen Wurzel bilden. Sie enthalten als Hauptwirkstoffe das *Harpagosid*, das *Harpagid* und das *Procumbin*.

Der Name „Teufelskralle" entstand in diesem Fall aus der Übersetzung des englischen Ausdrucks „Devil's claw". Nicht verwirren darf man sich durch die Tatsache lassen, daß es auch eine heimische Teufelskralle gibt, nämlich *Phyteuma spicatum* und *nigrum* – auch „Ähren-Rapunzel" bzw. „schwarze Rapunzel" genannt; sie werden in der Volksmedizin zwar auch als Heilpflanzen geführt, haben mit der südafrikanischen Teufelskralle aber nichts gemein. „Harpagos" heißt eigentlich „Ankerhaken", daraus wurde in Südafrika „Devil's claw" bzw. „Teufelskralle".

Die Hauptwirkungen sind schmerzstillend, entzündungshemmend und speziell Gelenkentzündungen verbessernd. Daneben hat die Teufelskralle als starkes Bittermittel allgemein kräftigende Eigenschaften und soll besonders auch die geschwächte Saftproduktion von Leber und Bauchspeicheldrüse anregen.

Die Anwendung

1 Teelöffel fein geschnittener oder grob pulverisierter Teufelskrallenknollen mit einem Drittelliter siedendem Wasser überbrühen, über Nacht stehen lassen und morgens abgeseihen. Man verteilt die Menge über drei kleine Tagesdosen. Kuren von 6 Wochen sind üblich.

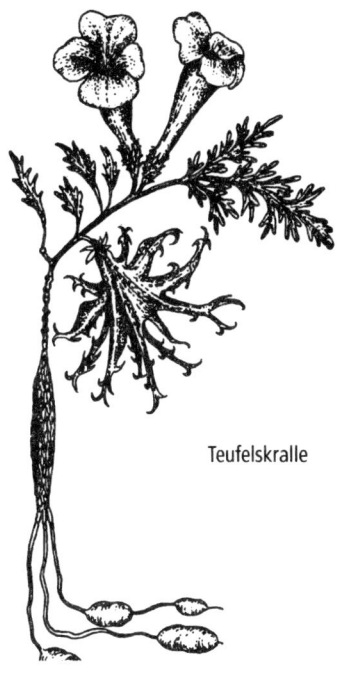

Teufelskralle

Da die südafrikanische Teufelskralle auch säftereinigende Wirkungen hat, könnte man sie genausogut in das Kapitel der Antidyskratika einordnen (Seite 33 ff). Ihr besonderer antirheumatischer Effekt aber erlaubt, sie in der Gruppe der „Rheumamittel" (Silberweide, Mädesüß, Schwarzpappel, Beinwell, Hundszunge und Holunder) zu besprechen.

Natürlich sind Kombinationen der Teufelskralle sowohl mit den Antidyskratika, den Kieselkräutern als auch mit den anderen Rheumamitteln angebracht.

Die lateinischen Bezeichnungen

Deutsch	Latein, alt	Latein, neu
Silberweidenrinde	Cortex Salicis	Salicis cortex
Schwarzpappelrinde	Cortex Populi	Populi cortex
Beinwellwurzel	Radix Symphiti	Symphiti radix
Hundszungenkraut	Herba Cynoglossi	Cynoglossi herba
Holunderblätter	Folia Sambuci	Sambuci folium
Holunderrinde	Cortex Sambuci	Sambuci cortex
Holunderblüten	Flores Sambuci	Sambuci flos
Holunderbeeren	Fructus Sambuci	Sambuci fructus
Teufelskrallenwurzel	Radix Harpagophyti	Harpagophyti radix

Allerdings nicht im Teegemisch, sondern in der Tageskombination. Ein Beispiel: Morgens, mittags und abends Teufelskralle, am Vormittag und am Nachmittag ein antidyskratisches Gemisch (Brennesselkraut, Sandseggen-Wurzelstock, Löwenzahnblätter, Schlehdornblüten und Fenchelfrüchte; siehe Seite 47).

Ein anderes Beispiel: Morgens und am Abend ein Gemisch mit Faulbaum und/oder Medizinalrhabarber, vor dem Mittagessen in kleinen Schlucken die gesamte Tagesdosis Teufelskralle. Wegen der Bitterstoffe der Teufelskralle sollte man anschließend etwas essen.

Es wurden im Handel die wirkungslosen Primärwurzeln anstelle der Knollen angeboten. Das war zu einer Zeit, als man der Nachfrage nicht mehr nachkommen konnte. Heute ist im offiziellen Handel nur erstklassige Ware erhältlich. Nebenwirkungen sind nicht beschrieben. Allerdings lockt der Teufelskrallentee wie jeder Bitterstoffträger die Magensäure. Das stört selten, wenn man anschließend etwas ißt. Der sehr bittere Tee sollte nicht gesüßt werden. Man gewöhnt sich an den Geschmack sehr schnell.

Auch hier führen wir, um Mißverständnisse auszuräumen, die verschiedenen lateinischen Bezeichnungen an (in der Reihenfolge ihrer Erwähnung; siehe Tabelle Seite 65).

Einige äußerliche Anwendungen

✉ Meine Großmutter tat immer heißen Kartoffelbrei in ein Leinensäckchen und legte ihn auf ihre Knie. Auch Einreiben mit Franzbranntwein soll gut sein.
(Maria Steinborn, Neubrandenburg)

✉ Tip bei Gelenkschmerzen: Feuchtwarme Umschläge auflegen – Kartoffeln kochen, in einem Säckchen zerdrücken, auf ein nasses Tuch legen.
(Christa Meyer, Crottendorf)

✉ Ich koche mir bei aufkommenden Gelenkschmerzen Pellkartoffeln, lege sie in ein Tuch, rolle dieses auf, quetsche die Kartoffeln breit und lege sie so heiß wie möglich auf die schmerzende Stelle. Das geschieht am besten vor dem Schlafengehen.
(Anne-Dore Saramba, Kitzingen)

✉ Wenn die Gliederschmerzen mal schlimm sind, lege ich auf das schmerzende Glied Weißkrautblätter und befestige diese mit einer elastischen Binde. Das tut sehr gut, weil es anfangs kühlend wirkt. Am nächsten Tag entferne ich die weiß gewordenen Blätter. Die Haut darunter ist feucht, und die Schmerzen sind weg. *(Lea Rollins, Leipzig)*

✉ Meine Mutter legte sich jeden Abend ein Krautblatt (Weißkraut oder Welschkraut) aufs Knie und legte einen heißen Sandsack oder eine Wärmeflasche darauf. Ich tue es auch jeden Tag, statt der

Wärmeflasche nehme ich aber ein Heizkissen. Auf das Krautblatt lege ich ein dünnes Tuch und über das Heizkissen eine leichte Decke. Das Knie wird durch die Wärme feucht. Ich kann besser laufen, ohne Stock, und brauche keine Medikamente. Die großen Schmerzen sind weg. *(Hildegard Kretschmer, Leipzig)*

⊠ Kohlblätter, auch Weißkohl (Wirsing ist am wirksamsten), heiß bügeln und so warm wie verträglich auf die Kniegelenke oder Ellbogen legen und mit einem weichen Tuch festbinden; auch über Nacht einwirken lassen.
(Lisa Bayer, Falkensee)

⊠ Kohlblätter, gewalzt, damit sie weich und leicht feucht werden. Sie ziehen die Gifte aus dem Gewebe. Quarkumschläge (Magerquark) auf die Knie oder auf andere Gelenke hilft ebenso.
(Ingeborg Swinney, Aschaffenburg)

⊠ Bei Gelenkschmerzen oder Entzündung hilft: Auflegen von heißen Weißkraut- oder Wirsingblättern über Nacht. Auch Quark ist ein gutes Mittel.
(Elfi Rüfer, Rieneck)

⊠ Am besten hilft mir der im Handel erhältliche Naturheilschlamm. In einer Emailschüssel wird der Schlamm unter Hinzufügen von warmem Wasser gut durchgeknetet, dann weiter erwärmt (Ofenröhre). Ich lege mir eine Gummiunterlage zurecht, bestreiche sehr dick meinen ganzen Knieumfang, schlage die

Gummiunterlage herum, bedecke außerdem mit Frotteetuch. Ich mach' das alles im Sitzen auf der Wohnzimmerliege, wo ich anschließend eine halbe Stunde ruhe. Schmerzattacken klingen so schnell ab und bleiben für lange Zeit aus, vorausgesetzt, man unterkühlt sonst nicht seine Knie.
(Charlotte Müller, Liebertwolkwitz)

⊠ Nach einem Buch habe ich geriebenen Meerrettich oder die Blätter auf die kranken Stellen gelegt. Nach 4−6 Wochen habe ich noch eine Kur mit überbrühten Weißkohlblättern gemacht. Diesen Hinweis bekam ich von Ihrer Sendung „Visite". Nach all den Behandlungen kann ich sagen, daß ich im Moment geheilt bin.
(Anneliese König, Questenberg)

⊠ Topfen mit Wasser abrühren und auf die kranke Stelle auftragen. Ein Tuch darüber geben. Wenn der Topfen trocken (bröselig) ist, das Ganze wiederholen. Man kann die Topfenmasse auch auf ein Leintuch aufstreichen, wieder ein Tuch darauf und so auflegen. Wirkt ganz hervorragend auch bei Gelenkentzündungen.
(Sonia Wohatsch, Linz)

⊠ Wenn ich nachts oft vor Schmerzen in den Knie-, Hüftgelenken und im Bereich der Lendenwirbel nicht schlafen kann, stehe ich auf und reibe die Stellen mit Erdnußöl ein. Die Schmerzen hören (kurzfristig) auf, und ich kann wieder einschlafen. *(Ulla Fritzig, Eltville)*

✉ Quark mit etwas Wasser zu einer Paste einrühren, die man auf ein feuchtes Leintuch aufstreicht. Dieses Leintuch auf die schmerzende Stelle legen und ein Wolltuch darüber binden.

(Regina Nebel, Unterweißenbach)

✉ Man zerstoße zwei Hände voll Wacholderbeeren und koche sie in einem halben Liter Branntwein. Mit dieser Flüssigkeit reibe man die schmerzenden Stellen täglich drei- bis viermal ein; dort, wo man den stärksten Schmerz fühlt, werden die zurückgebliebenen Wacholderbeeren in ein Leinensäckchen getan und das Säckchen, mit der Flüssigkeit täglich befeuchtet, aufgelegt.

(Brigitte Pfützenreuter, Liebenstein)

✉ Ich lege die schmerzenden Beine, wenn ich auf der Couch liege, hoch auf den Tisch. Es müssen aber die Unterschenkel bis zu den Knien in der ganzen Länge aufliegen ... was ebenfalls guttut, ist Einreiben mit Kampfer-Spiritus.

(Ilona Schönecker, Seddin)

✉ Bei Gelenkschmerzen kurierte sich mein Mann mit selbst hergestellter Beinwell-Lotion. Das half ihm wirklich.

(Katharina Schiege, Kochel)

✉ Ich habe beste Erfahrungen mit Beinwell-Tinktur (selbst gemacht). Ich wende die Beinwell-Tinktur bei Knieverletzungen sowie bei Sportverletzungen meiner Söhne an. Auch Schulterschmerzen und andere „Wehwehchen"

sprachen gut an. Beinwellsalben gibt es auch zu kaufen.

(Elisabeth Lutz, Biberach)

✉ Ich verwende Beinwellwurzel und Beinwellblätter als Salbe (selbst hergestellt). Damit reibe ich morgens und abends die Knie ein.

(Berta Straszuck, Schwaig)

✉ Tip 1: Ringelblumensalbe, selbst hergestellt. Hat große Heilkraft bei Gelenkschmerzen, auch bei Verletzungen, offenen Füßen usw.

Tip 2: Beinwellsalbe, selbst hergestellt. Hervorragend bei allen Gelenkschmerzen, Gichtknoten, Knochenschmerzen.

Tip 3: Johanniskraut, selbst hergestellt. Hat eine schmerzstillende Wirkung, auch geeignet bei Quetschungen und Blutergüssen. Schmerzende Gelenke wiederholt damit einreiben.

Tip 4: Heilerde oder Lehm.

Tip 5: Schafwollpackung. Ungewaschene, unbehandelte Schafwolle wird um das schmerzende Gelenk gepackt und mit einem Schal umwickelt. Bringt große Schmerzerleichterung und hat sicher eine gute Heilwirkung.

Tip 6: Der Heublumensack (Seite 109). Man kann mit Heublumen auch einen Sud machen und damit Voll-, Sitz- oder Teilbäder durchführen. Ebenso Wickel. (Seite 104 ff.)

(Frieda Geisl, Eckersdorf)

✉ Unsere Oma behandelt Rheuma und Gelenkschmerzen immer noch, indem sie frische Farne unter das Leintuch ins Bett legt. Ich reibe mich gerne mit Rosmarinöl ein und bade auch mit Rosmarinzusatz. Auch Wacholdersalbe und -öl eignen sich gut zum Einreiben von schmerzenden Gliedmaßen. Eine Salbe: 1 Handvoll Gänseblümchen und 1/2 Handvoll Käsepappel (Malve) zur Salbe verarbeiten. Die schmerzenden Glieder 2–3mal einreiben.

(Herta Henriette Janda, Innsbruck)

⊠ Ein altes Rezept: Je ein Teil weiße Lilien, Ringelblumen, Kamille, Johanniskraut, Schafgarbe und Salbei in Olivenöl ansetzen. Zum Einnehmen und Einreiben bei Ischias, Rheuma, Gliederreißen und Hexenschuß.

(Annemarie Schäfer, Bad Heilbrunn)

⊠ Ein ukrainisches Rezept: Die durch Überlastung schmerzenden Gelenke mit Melkfett einreiben, eventuell einen sogenannten Salbenverband anlegen. Ich selbst erhöhe die Wirkung, indem ich daraus eine Ringelblumensalbe bereite. Bei regelmäßiger Anwendung tritt eine wesentliche Besserung der Gelenkschmerzen ein.

(Hubertine Stock, Hünfeld-Rückes)

⊠ Ringelblumen in Kampferspiritus ansetzen. Im Herbst und Winter, besonders bei Sturm, reibe ich abends die schmerzenden Gelenke ein. Mein Ringelblumenhausmittel hat schon einigen eine gewisse Linderung gebracht.

(Marianne Nestler, Arnsfeld)

⊠ Meine Großmutter verwendete noch eine selbstgefertigte Ringelblumensalbe. Diese Salbe können wir zum Glück jetzt in der Apotheke kaufen. Bei regelmäßigem Auftragen hilft sie bei leichten Erkrankungen, auch bei Muskelkater.

(Roswitha Hermann, Burgstädt)

⊠ Den Brei von Löwenzahnblättern 2–3mal täglich dünn mit einer Holzspachtel auf die schmerzenden Stellen auftragen. Den Brei nicht mit Wasser versetzen. Den Brei so lange belassen, bis die Feuchtigkeit entwichen ist. Für den Wintergebrauch kann der Brei auch eingefrostet werden. Bei Zimmertemperatur auftauen. Auch käufliche Löwenzahnblättertinktur hilft. Ein anderes Rezept: Saftige, frische Walnußblätter überbrühen und aufkochen lassen (2 Eßlöffel Blätter auf 0,2 Liter Wasser). 3 Stunden ziehen lassen. Für Umschläge oder Teilbäder.

(Fritz Tomczak, Altenburg)

⊠ Von der Urgroßmutter haben wir das Rezept für die Herstellung einer Ringelblumensalbe. Ein altes Mittel gegen Gelenkschmerzen, Rheuma usw.

(Ingeborg Kausch, Zschuagwitz)

⊠ Selbstbereitete Ringelblumensalbe wirkt gegen Gelenkschmerzen. Damit reibt man die Gelenke ein.

(Liane Seifert, Droyßig)

⊠ Dasselbe Walnußrezept wie oben. Kann getrunken oder für Packungen genutzt werden. In höherer Konzentration ist es gut für Bäder gegen Gelenk- und Gliederschmerzen.

(Annerose Berndt, Brandenburg)

⊠ Pferdemark-Salbe ist ein altes bekanntes Hilfsmittel, von unserer Großmutter angewandt, sie war hüftgeschädigt.   *(Christa Kreßner, Taura)*

⊠ 2/3 Pferdefett, 1/3 gutes Olivenöl. Das ausgelassene, abgekühlte Pferdefett mit dem Olivenöl gut verrühren. Es wird nicht ganz fest. Ich bewahre es im Kühlschrank auf. Anwendung: Abends einen damit getränkten Lappen auf das kranke Knie auflegen, mit einer Klarsichtfolie abdecken und mit einem Handtuch zubinden.   *(Anni Schöppe, Altenstadt*

⊠ Wenn keine Entzündung vorliegt, kann man über Nacht heiße Umschläge mit Schweineschmer (inneres Bauchfett) durchführen. Auf Zellstoff oder Lappen streichen, so heiß wie möglich auflegen, Zwischen- und Abschlußtuch darüber.

(Martha Lischka, Traunreut)

⊠ Ich bekomme Schmerzfreiheit bei Gelenkbeschwerden durch Auflegen von reiner Schafwolle (unter anderem).

(Olga Elvira Vogelsamer, München)

⊠ Ich reibe die Schultern meiner 94jährigen Mutter fast täglich mit Franzbranntwein, der Kampfer oder selbstgefertigte Hirtentäscheltinktur enthält, ein. Hinterher nehme ich Ringelblumensal-

be oder Johanniskrautöl. Nach dem Einreiben mit Ringelblumensalbe haben auch Umschläge mit Schwedenkräuter-Tinktur geholfen.

(Arnold Kempe, Helmstedt)

⊠ Keine Bettfedern auf den Körper einwirken lassen, möglichst nur Decken. Reine Schaffelle sind zum Liegen gut geeignet.   *(Dagmar Anke, Dittersdorf)*

⊠ Reichlich kalt gepreßtes (erste Pressung) Olivenöl 2–3mal täglich in das betroffene Gelenk einreiben. Wenn das Öl eingedrungen ist, die Stelle gut abtrocknen. Man muß das schon einige Wochen durchführen.

(Hermine Lang-Ennerst, Pullach)

⊠ Bei Gelenkschmerzen habe ich mit Olivenöl- und Meersalz-Einreibungen gute Erfahrungen gemacht.

(Josefine Maierhofer, Augsburg)

⊠ Pferdefett ist angeblich das einzige Fett, das in den Knochen eindringt. Mir hat es geholfen. Es riecht etwas unangenehm, aber das ist Gewohnheitssache.

(Ingrid Richter, Pöcking-Possenhofen)

⊠ Ich empfehle rheumatische Einreibungen mit Melkfett und Umschläge mit Quark für die Gelenke.

(Elisabeth Tammler, Dortmund)

⊠ Kühle Umschläge (aber nicht eiskalt), dann Wechselbäder, zuletzt heiß, und Auflegen eines in der Ofenröhre erhitzten Sandbeutels oder eines erhitzten Beutels mit zerkleinerten Kastanien (im Norddeutschen „Klötting" genannt). Das bringt Abhilfe und Linderung durch Anregung der Durchblutung.

(Renate Weber, Berlin)

⊠ Ich empfehle Schwedenkräuter in reinem Zwetschgenschnaps angesetzt. Der Auszug hilft bei Gelenkschmerzen durch Einreiben.

(Josefine Graber, Dettelbach)

⊠ Bei Kniegelenkschmerzen das Knie mehrmals täglich mit Gewehröl einreiben. *(Hertha Zwick, Manchen)*

⊠ Aus einem Buch der Frau Schwiegermutter: Gegen rheumatische Gelenkbeschwerden empfiehlt sich eine Einreibung aus 30 Gramm Kampfer in 30 Gramm Terpentin-Spiritus.

(Josephine v. Voss, Moosach/Grafing)

⊠ Ein warmes Leinensäckchen mit Kamillenblüten auf die betroffene Stelle legen. Außerdem 2–3mal wöchentlich warme Bäder mit Koniferenöl, Rosmarinöl und Kampfer. Sie wirken besonders durchblutungsfördernd und muskelentspannend. *(H. Janetzki, Plau)*

⊠ Etwas kaltes Wasser mit einem Schuß Obstessig versetzen. Eine Serviette dreieckig zusammenfallen, die Lösung hineingeben, leicht auswringen und über Knie oder Knöchel binden. Darüber ein Tuch. Den Verband die gan-

ze Nacht belassen. Schwellungen gehen schnell, Gelenkentzündungen nicht ganz so schnell weg.

(Maria Staib, Wildpoldsried)

⊠ Rote Kastanienblüten in Öl oder in Alkohol ansetzen. Der Ölansatz wirkt als Auflage gegen Gelenkbeschwerden, der alkoholische Auszug ist ein gutes Mittel gegen Kreislaufkrämpfe.

(Erika Rajys, Seekirchen)

⊠ Junge Fichtennadeln mit Spiritus und Franzbranntwein ansetzen. Damit die schmerzenden Gelenke einreiben. Das Rezept hat meiner Großmutter immer geholfen.

(Margarete Maul, Mauerbach)

⊠ Bei Gelenkschmerzen helfen Umschläge mit dem Absud aus Brennesseln oder Packungen mit warmen Heublumenkissen.

(Gerda Dihrberg, Konstanz)

⊠ 10 zerhackte Knoblauchzehen werden in 90 Gramm gutem Speiseöl eingelegt. Dazu 1 Viertelliter 70%iger Alkohol. 1 Woche stehen lassen. Wirkt als Einreibung gegen Rheumaschmerzen (bei mir im Knie, Rücken und Nacken). Die Gichtknoten sind zwar geblieben, aber schmerzfrei geworden.

(Wilhelmine Schwarz, Schelkingen)

⊠ Mir helfen immer gut Franzbranntwein oder feuchtheiße Umschläge.

(Gisela Grussmayer, Kassel)

⊠ Ich führe Anblasungen schmerzhafter Gelenke mit heißer Luft (Fön) durch. Danach kräftig massieren.

(Sigrid Günther, Leipzig)

⊠ Folgendes Rezept: Man reibt mittels Reibeisen eine Kernseife, eine halbe Tasse voll, und gibt das Eiweiß eines Eies dazu. Verrühren, auf ein Tuch geben und dieses auf die Stelle legen.

(Konrad Bogner, Burgthann)

⊠ Gegen Gelenkschmerzen binde ich einfach große Taschentücher, ums Eck gefaltet, um die (Hand-)Gelenke. Der Schmerz ist vergangen.

(Lisbeth Flohrschütz, Kleinwallbur)

⊠ 50 Gramm Bernstein-Bruch werden in einen halben Liter 98%igen Alkohol gegeben und 10–14 Tage lang ziehen gelassen. Den Bernsteinbruch soll man, wenn zu grob, in einem Mörser zerkleinern. Je feiner, um so ergiebiger der Auszug. Danach über einem Haarsieb abgießen. Jeweils morgens und abends die schmerzenden Körperteile einreiben.

(Curt Schedlitzky, Landshut)

⊠ Zum Thema Gelenkschmerzen: In kurzen Zeitabständen die Behandlung mit Eis.   (Karen Mulsow, Hamburg)

⊠ Man kann das Kopfkissen mit Hängebirkenblättern füllen, auch die Matratze mit den Blättern des schwarzen Holunders. Die Hängebirkenblätter sollen frisch sein (Mai bis Oktober), die Holunderblätter können getrocknet sein. Für das Winterhalbjahr sehr empfehlenswert.   *(Alois Deffnitt, Berlin)*

⊠ Die Verbindung vieler Möglichkeiten tut den Gelenken wie dem Körper insgesamt gut. Bei allen Mitteln wie Brennesselsaft oder Tee sollte man die Bedeutung der Bewegung bis zum Schwitzen an der frischen Luft nicht unterschätzen. Gelenkschmerzen haben unterschiedliche Ursachen und brauchen unterschiedliche Therapien. Deshalb ist es immer günstig, einen Mediziner zu befragen. Bei zerstörten Gelenken kann nur noch die hochentwickelte Medizin von heute Abhilfe schaffen. Jede Anwendung von Hausmittelchen verlängert hier nur den Leidensweg. Wie bei allem: Vorbeugen ist besser als heilen – eine bewußte Körperhaltung und eine zielgerichtete Stärkung der Muskulatur kann Ursachen der Schmerzen der Gelenke und des Stützapparates abschwächen.   *(Jürgen Plumbaum, Greiz)*

Dieses absichtlich zum Schluß angeführte Schreiben von Herrn Jürgen Plumbaum aus Greiz erspart mir viele erklärende Zeilen. Er hat recht und spricht das aus, was man auch als Autor und Arzt sagen müßte. Diese vielen verschiedenen Vorschläge sind durchaus wertvoll. Einwände sind – außer im Sinn von Herrn Plumbaum – kaum vorzubringen. Nur einige kurze Anmerkungen:

✂ **Absoluter Alkohol** ist feuer- und explosionsgefährlich. Nur an feuersicheren Orten aufbewahren. Dicht schließende Gefäße (mit Paraffin-Korken) verwenden. Für Einreibungen mit 4 Teilen destilliertem Wasser verdünnen (Bernsteinbruch-Rezept von Herrn Schedlitzky aus Landshut).

✂ Die verschiedenen angegebenen **Erntezeiten der Beinwellwurzel** widersprechen einander (wurden deshalb auch nicht zitiert, um den Leser nicht zu verunsichern). Richtig ist: Sowohl im Frühjahr als auch im Herbst ist ihr Wirkstoffgehalt am höchsten.

✂ Die Rezepte zur **Herstellung von Tinkturen** werden, je nach Überlieferung, sehr unterschiedlich angegeben. Richtig ist praktisch immer: In einem dunklen Glas mit weitem Hals werden 100 Gramm fein bis feinst zerschnittener Kräuter gegeben. Dazu ein halber Liter Ansatzbranntwein (= *Spiritus Vini dilutus* = 70%iger reiner Alkohol). Mit Paraffin-Korken verschließen und an einem sicheren Ort mit durchschnittlich 20 °Celsius aufbewahren. Ab 30 °Celsius besteht Explosionsgefahr! Auszugsdauer: 2 Wochen, bei tieferen Temperaturen entsprechend länger. Durch einen doppelten Filter abseihen. Mit destilliertem Wasser auf die hautverträgliche Konzentration verdünnen. Meist ist das bei 45 Prozent Alkoholgehalt der Fall: Dies entspricht ca. 0,3 Liter zugefügtem destilliertem Wasser. In ei-

ner dunklen Flasche aufbewahren. Das Etikett nicht vergessen! Für Kinder nicht erreichbar aufbewahren!

✂ Auch die **Rezepte für die Salben** werden, was die Salbengrundlage, die Konzentration und die Zubereitungstechnik anbetrifft, äußerst unterschiedlich angegeben. Keiner der Vorschläge ist grundsätzlich falsch, die Vielfalt aber hätte den Leser verwirrt. Deshalb auch hier ein Grundrezept: In 100 Gramm Salbengrundlage (Butter, Melkfett, Schweineschmalz, verläßlicher ist eine handelsübliche Salbengrundlage, die wasser- oder fettlösliche Wirkstoffe besser abgibt; lassen Sie sich von Ihrem Apotheker beraten) mischt man in der Regel 10–20 Gramm feinst zerkleinerte Pflanzenteile ein. Das Gemisch (im Fall von Butter, Schweineschmalz oder Melkfett) kurz sieden lassen, gut bis zum Erkalten rühren. Einen Tag warten. Dann neuerlich bis zur Dünnflüssigkeit kurz erhitzen und durch ein steriles (ausgekochtes) Feinleinen passieren. Bei handelsüblichen Salbengrundlagen – sie werden in der Regel aus Natursubstanzen wie Wachs, Erdnuß, Schafwollauszügen hergestellt – mischt man im heißen Wasserbad durch Umrühren bis zum Erkalten. Stets in ausgekochten und gut verschließbaren Tiegeln aufbewahren und stets genau etikettieren – Art, Verwendungszweck, Herstellungsdatum!

Homöopathische Mittel bei rheumatischen Beschwerden

Die Homöopathie hat als eigenständiges therapeutisches System auch für die verschiedenen rheumatischen Beschwerden eine Reihe von Mitteln anzubieten. Die Anzahl der empfohlenen Spezialitäten ist entsprechend der Vielfalt des Erscheinungsbildes rheumatischer Erkrankungen groß, doch lassen sich einige auch für den Hausgebrauch geeignete Mittel anführen. Das sind solche mit relativ breitem Anwendungsgebiet, die auch durch mehrere gute Arzneimittelprüfungen – „AMP + +", das ist ein in der Homöopathie verbindliches Wertungsverfahren – gesichert sind.

Selbstverständlich sollen homöopathische Mittel unbedenklich sein, will man sie im Rahmen einer Hausapotheke einsetzen. Darauf wurde im folgenden Kapitel Rücksicht genommen.

Es gibt, das muß man wissen, nicht wenige Homöopathika, die in der normalen Konzentration oder auch in niederen Potenzen (geringerer Verdünnung) sehr giftig sein können. Deshalb ist es wichtig, daß man sich über die Potenz, ab der Unbedenklichkeit besteht, im klaren ist. Das ist, nach einer Definition, jene Potenz, die nicht einmal beim Säugling schaden kann. Man muß sich freilich sehr genau überlegen, ob man einem Säugling oder Kleinkind ein homöopathisches Mittel nur deshalb gibt, weil es nicht schädlich ist. Denn man kann

durch ein zwar unschädliches, aber eigentlich falsch gewähltes oder im speziellen Fall grundsätzlich unwirksames Mittel Zeit verlieren, und die richtige Behandlung kommt zu spät. Je jünger oder je älter ein Mensch ist, desto weniger sollte man an ihm „herumdoktern". Hier kann sich Zeitverlust sogar tödlich auswirken.

Mehr noch als in anderen Therapiegebieten, die nicht ganz bzw. nur teilweise mit den akademischen Heilverfahren übereinstimmen, gibt es in der Homöopathie allzu fanatische Laien. Für sie ist die Homöopathie nichts anderes als der Ausdruck ihrer Abneigung gegen die „Schulmedizin". Wer für seine Kinder oder für seine Senioren verantwortlich ist, sollte sich von solchen Menschen nicht beraten lassen, aber auch selbst keine Versuche anstellen. Es gibt überall Ärzte, die auf Grund ihrer Ausbildung den notwendigen Überblick besitzen und sich auf homöopathische Anwendungen spezialisiert haben. Das gilt auch für Kinderärzte und Ärzte, die sich mit Altersleiden beschäftigen. In der Regel geben die Ärztekammern Auskünfte („Patientenservice").

Diese Überlegungen sind wichtig, denn es gibt akut rheumatische Geschehen bei Kindern, die eine antibiotische Behandlung dringend nötig machen. Diese sollte ohne Zeitverlust durchgeführt werden, denn sonst werden Herz und/oder Nieren auch geschädigt. Und bei Erwachsenen kann manchmal hinter z. B. „Kreuzschmerzen" eine zwar nicht gutartige, aber – sofern rechtzeitig erkannt – korrigierbare Erkrankung der Vorsteherdrüse oder der Gebärmutter stecken. Dies ist zwar vergleichsweise selten, kommt aber vor.

Solche Grenzfälle, bei denen nur ein Arzt, der auch die Verantwortung übernimmt, Entscheidungen fällen kann, möge sich der Leser immer vor Augen halten. Andererseits sind gerade chronisch rheumatische Erkrankungen, bei denen die Diagnose bereits feststeht, einen Versuch mit homöopathischen Mitteln wert.

Die antirheumatisch wirksamen Mittel der akademischen Medizin sind bei langfristiger Anwendung im chronischen Stadium nicht immer nebenwirkungsarm. Sowohl die symptomatisch wirksamen Grundmittel – die *Salicylate*, die *Pyrazol-Abkömmlinge*, das *Indometacin* und die *Glukocortikoide* – als auch die sogenannten Basistherapeutika – *Penicillamin*, *Chloroquin* und *Gold* – werden von vielen Menschen gut, von anderen wieder überhaupt nicht vertragen. Man versucht, das durch häufigen Wechsel der Mittel zu umgehen. In solchen Fällen ist ein Ausweichen auf ein Homöopathikum als Ergänzung oder als Alternative durchaus angebracht.

In der Homöopathie werden die Mittel gegen chronisch rheumatische Geschehen üblicherweise in „gelenkrheumatische" und „muskelrheumatische"

Mittel eingeteilt. Dabei kann es auch Überschneidungen geben.

Die gelenkrheumatischen Mittel

Bryonia
(Rotbeerige Zaunrübe, die Wurzel)

Hauptanwendungsgebiete:
Ziehende und reißende Schmerzen bei jeder Bewegung. Befallensein mehrerer Gelenke, Mattigkeit und Zerschlagenheit. Verschlimmerung der Beschwerden am Morgen. Die Gelenke sind geschwollen und gerötet, fühlen sich heiß und auf Druck schmerzhaft an. Deutliche Beeinträchtigung der Stimmungslage. Bryonia wird von homöopathisch orientierten Ärzten auch als Mittel gegen den akuten Schub im Verlauf einer rheumatischen Erkrankung bezeichnet.
Die üblichen Potenzen:
Bryonia D4 und D6 als Tropfen (3mal 5) oder als Kügelchen (3mal 5). Unter der Kontrolle eines Arztes werden niedere Potenzen (D1 und D2) gegeben, doch muß man mit Überempfindlichkeitsreaktionen rechnen (Durchfälle, Verschlimmerung der Beschwerden).

Ledum
(Sumpfporst, die getrockneten jungen Sprossen)

Hauptanwendungsgebiete:
Wenn die kleinen Gelenke befallen sind: Fingergelenke, Zehengelenke, die klei-

nen Wirbelgelenke, mit Schmerzen im Nacken-, Rücken- und Lendenbereich. Neigung zum Frösteln, aber Besserung durch kalte Waschungen oder Güsse. Der Patient hat das Gefühl, „er müsse seine Füße in kaltes Wasser stellen".
Die üblichen Potenzen:
Ledum D2 und D4 als Tropfen oder als Kügelchen. Ledum wird auch in den Potenzen D4 und D6 als Injektion gegeben. Ledum extern wird als Mittel für Einreibungen verwendet.

Rhus Toxicodendron
(Giftsumach, die frischen Blätter)

Hauptanwendungsgebiete:
Nacken-, Schulter-, Rückenschmerzen, Hexenschuß. Allgemeines Schwächegefühl. Verstärktes Auftreten nach Überanstrengung oder Durchnässung. Dann hat der Patient, auch bei neuralgischen Kopfschmerzen, die Empfindung eines akuten Schubes, dem er eine Ursache zuweisen kann. Die Reaktion auf Bewegung: Die ersten Schritte oder Tätigkeiten verstärken den Schmerz, nach längerer Bewegung läßt er nach. Ausgeprägte Zugluftempfindlichkeit.
Die üblichen Potenzen:
Rhus toxicodendron D2 und D4 als Tropfen oder Kügelchen.

Rhododendron
Goldgelbe Alpenrose,
die getrockneten Zweige)

Hauptanwendungsgebiete:
Allgemeines rheumatisches Ziehen, das einen Wetterumschwung anzeigt. Wettervorfühligkeit. Besonders betroffen sind die Unterarm- und Beingelenke bis zu den Zehen. Die Schmerzen treten vor allem in Ruhe auf und verbessern sich bei Bewegung.
Die üblichen Potenzen:
Rhododendron D2 und D4 als Tropfen oder Kügelchen.

Dulcamara
(Bittersüß,
die jungen Triebe und Blätter)

Hauptanwendungsgebiete:
Gelenkbeschwerden mit dem Gefühl, sich erkältet zu haben. Allgemeines rheumatisches Ziehen nach einem Wetterumschlag bzw. in der Jahreszeit, in der auf warme Tage kühle Nächte folgen: Frühjahrs- und Herbstrheumatismus. Durch Wärme tritt Besserung auf. Dulcamara (= Bittersüßer Nachtschatten) ist auch ein starkes Antidyskratikum der Pflanzenheilkunde – es reinigt die Säfte (vgl. Seite 35 ff). Als Pflanzenheilmittel ist es wegen der Gefahr einer Überdosierung rezeptpflichtig.
Die üblichen Potenzen:
Dulcamara D2 und D4 als Tropfen oder Kügelchen.

Acidum benzoicum

*(Benzoesäure,
aus dem Benzoeharz von
siamesischen Styraxarten
gewonnen)*

Hauptanwendungsgebiete:
Ziehende rheumatische Beschwerden, besonders in den Knien, den Fußgelenken und den Zehenballen. Beteiligung der Sehnenscheiden. Neigung zu erhöhter Harnsäure (Gicht).
Die üblichen Potenzen:
Acidum benzoicum D3 als Tropfen oder Kügelchen.

Colchicum

(Herbstzeitlose, die frischen Knollen)

Hauptanwendungsgebiete:
Die Gicht und gichtähnliche Beschwerden. Gelenkschmerzen mit ausgeprägter Berührungsempfindlichkeit. Außerdem Akute Schübe von Lenden- und Nackenschmerzen. Es können alle Gelenke befallen sein. Verschlechterung durch Bewegung, schlechtes Wetter und Unterkühlung.
Die üblichen Potenzen:
Colchicum D4 und D6 als Tropfen oder Kügelchen.

In der Urtinktur und in den Potenzen bis D3 ist Colchicum giftig. Es kann aber vom Arzt speziell zur Behandlung von Gichtanfällen verschrieben werden. Hier decken sich wieder Phytotherapie und Homöopathie.

Die muskelrheumatischen Mittel

Der Übergang von gelenkrheumatischen zu muskelrheumatischen Mitteln ist fließend. So sind von den bisher erwähnten Mitteln Bryonia, Rhus toxicodendron, Rhododendron und Dulcamara in beiden Richtungen wirksam. Doch gibt es in der Homöopathie auch Spezialitäten, die vorwiegend bei Muskelschmerzen eingesetzt werden.

Arnica

(Arnika, der Wurzelstock)

Hauptanwendungsgebiete:
Allgemeine Muskelschmerzen mit Zerschlagenheitsgefühl. Zustand nach Verletzungen, Muskelkater.
Die üblichen Potenzen:
Arnica D2 bis D6 als Tropfen oder Kügelchen.

Arnica wird als „Arnica extern" auch äußerlich vielfach angewandt. Innerlich sollte man die konzentrierte Urtinktur oder den Pflanzenextrakt nicht (bzw. nur mit größter Vorsicht) verwenden, da Überdosierungen zu Herzrhythmusstörungen führen können.

Ferrum metallicum

(Metallisches Eisen)

Hauptanwendungsgebiete:
Muskelschmerzen, besonders im Bereich des Schultergürtels. Allgemeine Schwäche, dabei Verschlechterung der

Beschwerden in der Ruhe. Bei Bewegung geringe Besserung.
Die üblichen Potenzen:
Ferrum metallicum D4 und D6 als Kügelchen. Als Tropfen gibt es Ferrum metallicum erst ab der D8.

Ähnlich wie Ferrum metallicum wirkt auch *Ferrum phosphoricum*, das zu den „Schüssler-Salzen" zählt, und zwar als No. 3 der zwölf Schüssler-Spezialitäten. Hier sind als Hauptanwendungsgebiete beschrieben: Fiebermittel, Schmerzmittel, Entzündungsmittel im ersten Stadium, Muskelmittel.

Die Schüssler-Salze, nach dem deutschen Arzt Wilhelm Heinrich Schüssler (1821–1898) benannt, sind im Prinzip dasselbe wie homöopathische Mittel. Schüssler allerdings hatte eine völlig andere Krankheits- und Wirkungsvorstellung als die Homöopathie des um fast 70 Jahre älteren Samuel Hahnemann. Schüssler glaubte, daß jede Krankheit auf einem Mineralstoffmangel beruhe und daß man diese Mineralstoffe in stark verdünnter Form über die Mundschleimhaut zuführen müsse – deshalb muß man das Schüssler-Salz lange im Mund behalten. Für Ferrum phosphoricum gibt Schüssler die Potenz D12 an. Wie auch immer – die Wirkanzeigen sind nach der Homöopathie Hahnemanns und nach der „Biochemie" Schüsslers für Ferrum phosphoricum grundsätzlich dieselben.

Sarsapilla
(Nordamerikanische Stechwinde, die Wurzel)

Hauptanwendungsgebiete:
Gliederschmerzen mit reißendem, ziehendem Charakter. Außerdem allgemeine Schwäche, Arme und Beine sind zittrig und wie gelähmt.
Die üblichen Potenzen:
Sarsapilla D2 und D3 als Tropfen oder Kügelchen.

Zur Anwendung homöopathischer Mittel

Homöopathika gibt es
◆ als **Tropfen** (Dilution): 3mal 5 Tropfen,
◆ als **Kügelchen** (Globuli): 3mal 5 Kügelchen,
◆ als Tabletten: 3mal 1 Tablette, und
◆ als Pulver (Trituration): 3mal 1 Messerspitze.

Mit Ausnahme von Ferrum metallicum sind bei den hier beschriebenen homöopathischen Spezialitäten alle Zubereitungsformen üblich. Ferrum metallicum gibt es in den empfohlenen Potenzen nur als Verreibung (Globuli, Tabletten oder Pulver).

Man nimmt die Mittel vor oder nach den Mahlzeiten ein. Flüssige Zubereitungen (Tropfen) erst gut schütteln, dann auf den Handrücken träufeln und von dort mit der Zunge aufnehmen. Feste Zubereitungen läßt man auf oder unter der Zunge zergehen.

Das Wort „Potenz" rührt von der Vorstellung her, daß die Kraft des Mittels zunimmt, während die enthaltene Materie abnimmt. D bedeutet „Dezimale" und verweist auf den Verdünnungsgrad einer Ausgangsmischung:
D1 = 1:10; D2 = 1:100 ...
D6 = 1:1000000 usw.

Hahnemann selbst bevorzugte die Potenz D60, was einer Verdünnung von 1 zu einer 1 mit 60 Nullen entspricht! Es gibt aber „Höchstpotenzen" von D200 und mehr, in denen längst kein wirksames Material im herkömmlichen Sinn mehr enthalten ist. Die Homöopathie sieht auch nicht die Materie allein, sondern die Manipulation der Potenzierung (des schrittweisen Verdünnens) im Sinne eines Informationstransfers als ebenso wirksamen Faktor an. Eine Vorstellung, die man – dem Stand unseres gegenwärtigen physikalischen Wissens gemäß – zumindest als nicht widerlegbar bezeichnen kann.

Über andere Anwendungsarten, vor allem über die akute Schmerzbekämpfung mit Hilfe homöopathischer Mittel, berät man sich am besten mit einem auf diesem Gebiet erfahrenen Arzt (die meisten der angeführten Mittel werden bis zur Besserung der Beschwerden in zehnminütigen Abständen eingenommen; welches der Mittel im persönlichen Fall beim Auftreten von Schmerzen richtig ist, sollte homöopathisch-diagnostisch geklärt werden).

Die Einnahmedauer eines als brauchbar erkannten Mittels beträgt etwa 6 Wochen. Theoretisch ist sie bei grundsätzlich ungiftigen Substanzen nicht begrenzbar, doch kann sich durch Ansprechen auf das Mittel auch das Erscheinungsbild selbst ändern, so daß eine Pause oder eine Wechsel angebracht ist.

Reflexzonen- und Akupunktmassage bei Gelenkbeschwerden

Über verschiedene Flächen und Punkte an der Hautoberfläche kann man auch gelenkrheumatische Beschwerden günstig beeinflussen. In der Regel wird man diese Behandlungen, die recht einfach anwendbar sind, mit den anderen in diesem Buch beschriebenen Anwendungen oder auch mit Mitteln der akademischen Medizin kombinieren. Die in der Folge beschriebenen Flächen und Punkte sind jedenfalls gut erprobt und im Rahmen ihrer Möglichkeiten durchaus wirksam. Sie können Schmerzen und Beweglichkeit zum Beispiel eines noch nicht allzu arthrotisch veränderten Knies merkbar verbessern. Wenn allerdings der Meniskus stark beschädigt oder der Knorpel bereits zu sehr abgerieben ist, dann werden die Flächen und Punkte manchmal zwar eine vorübergehende Schmerzlinderung, aber natürlich keine Heilung bringen.

In diesem Kapitel werden, jeweils in dieser Reihenfolge, die Fußreflexzonen, die Rückenreflexzonen und schließlich die wirksamen Punkte zur Massagebehandlung verschiedener Gelenke beschrieben.

Die **Fußreflexzonenmassage** geht auf den amerikanischen Arzt William Fitzgerald zurück, der sie um die Jahrhundertwende detailliert beschrieben hat. Die Ursprünge dieser Behandlungsmethode sind aber viel älter; sie finden sich im alten Indien, in China und im indianischen Nordamerika. Die für unsere Zwecke nötigen Reflexzonen für die verschiedenen Gelenke sind relativ einfach zu finden: Man bearbeitet zunächst den Wirbelabschnitt, der dem Gelenk entspricht, und dann allenfalls Spezialzonen, die – nach der Darstellung von Fitzgerald – dem Gelenk zugeordnet sind. Vor allem die Wirbelabschnitte lassen sich übersichtlich darstellen; sie entsprechen dem Innenrist:

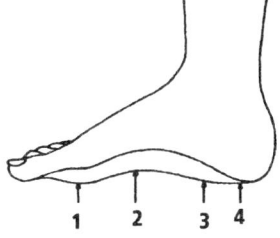

1 Halswirbelsäule
2 Brustwirbelsäule
3 Lendenwirbelsäule
4 Steißbein

Die Gelenke des Armes liegen – entsprechend ihrer Lage zu den benachbarten Wirbelabschnitten – in dieser Skizze vorne (1 und 2), die Gelenke des Beines hinten (3 und 4).

✄ Die Massagetechnik für den Selbstgebrauch: Man bearbeitet das jeweils entsprechende Areal mit dem Stiel eines

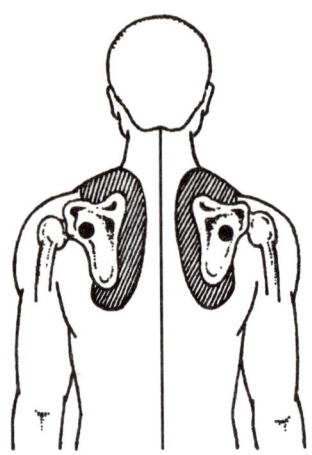

Schulterkammkanten

erwärmten Löffels. Das ist zwar nicht wirklich fachgemäß, aber brauchbar. Man massiert bedächtig mit kreisenden Bewegungen. Die Massage wird immer wieder unterbrochen, um lockere Bewegungsübungen im befallenen Wirbelsäulenbereich oder Gelenk durchzuführen. Das steigert den Erfolg. Auch das Rollen mit einem Tennisball führt, wenn man es geschickt macht, zum Ziel. Die direkten Gelenkpunkte massiert man am besten mit dem Finger, ähnlich wie bei der Akupunktmassage.

Die **Rückenreflexzonen** wurden in der vorliegenden Form von der deutschen Heilmasseuse Elisabeth Dicke entwickelt, etwa 30 Jahre nach Fitzgerald. Das theoretische Konzept der Rückenreflexzonen ist auch völlig anders als das der Fußreflexzonen: Die Wirkung läßt sich durch Vermittlung gekoppelter Nervenbahnen erklären – bei den Fußreflex-

zonen steht eine verbindliche Deutung der (zweifellos vorhandenen) Wirkung noch aus.

Für unsere Zwecke brauchen wir nur zwei Stellen: Die Schulterblatt-Innenkanten für die Gelenke des Armes und für die obere Wirbelsäule, und die Katen des Beckenkammes für die Gelenke des Beines und für die untere Wirbelsäule.

✴ Hier massiert eine Hilfsperson sanft und bedächtig, in kreisenden Bewegungen. Auf keinen Fall sollte man, wenn man auf Muskelverhärtungen trifft, diese „ausmassieren" wollen. Das kann nur der gelernte Fachmann. Wenn man hier Fehler macht, können sich Verspannungen dadurch sogar verstärken. Durch zu stark massierte Schulterblattkanten können auch Kopfschmerzen ausgelöst werden. Es geht auch ohne Gewalt!

Fehlt eine Hilfsperson bedient man sich einer nicht zu harten Bürste, die mit Distelöl präpariert ist, und bürstet in Stri-

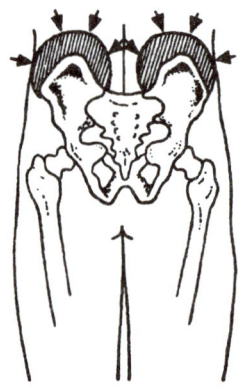

Beckenkammkanten

chen und kreisenden Bewegungen. Am besten sind Nylonbürsten, die man leicht abwaschen kann. Ein Teil der Wirkung beruht nämlich auf der Zerfallsenergie des Distelöles. Das kommt zwar der Reflexzone zugute, kann aber eine Borste vernichten.

Die **Akupunktmassage** geht auf das zumindest 4 000 Jahre alte System der altchinesischen Meridiane zurück. Gut gewählte Akupressurpunkte können eine oft überraschende Schmerzlinderung bewirken. Man massiert die Punkte in der beschriebenen Reihenfolge. Meist findet man dann den im persönlichen Fall besonders wirksamen Punkt und kann ihn bevorzugt verwenden.

)(Die Technik der Akupunktmassage: Zunächst sucht man anhand der Abbildung den richtigen Punkt und lokalisiert ihn mit Hilfe der Beschreibung möglichst genau. Das Massieren von unscharf oder falsch lokalisierten Punkten bringt zwar keinen oder weniger Erfolg, schadet aber auch nicht. Es genügt fast immer die Fingerkuppe, allenfalls verstärkt durch einen kurzgeschnittenen Fingernagel. Für die Akupressur nimmt man Daumen, Zeigefinger oder Mittelfinger und massiert den Punkt etwa eine Minute lang, wobei man rhythmisch fester und lockerer drückt. Das gelingt dann am besten, wenn man mit dem Finger kleine Kreisbewegungen durchführt.

Die Meridiane (in alphabetischer Reihenfolge) und die Anzahl ihrer Punkte

B	=	Blasenmeridian	67 Punkte	
3E	=	Dreifacher Erwärmermeridian	23 Punkte	
Di	=	Dickdarmmeridian	20 Punkte	
Dü	=	Dünndarmmeridian	19 Punkte	
G	=	Gallenblasenmeridian	44 Punkte	
H	=	Herzmeridian	9 Punkte	
KG	=	Konzeptionsgefäß	24 Punkte	unpaarig
KS	=	Kreisauf-Sexualitäts-Meridian	9 Punkte	
Le	=	Lebermeridian	14 Punkte	
LG	=	Lenkergefäß	28 Punkte	unpaarig
Lu	=	Lungenmeridian	11 Punkte	
M	=	Magenmeridian	45 Punkte	
MP	=	Milz-Pankreas-Meridian	21 Punkte	
N	=	Nierenmeridian	27 Punkte	

12 paarige Meridiane +
2 unpaarige Gefäße   722 Punkte

Zählt man die paarigen Punkte einfach, kommt man immer noch auf die Zahl 361.

Dann unterbricht man die Akupunkt-massage, um lockere Bewegungsübun-gen mit dem entsprechenden Gelenk durchzuführen, und beginnt mit einer zweiten Massage.

Die Fußreflexzonen-, Rückenreflexzo-nen- und Akupunktmassage kann man in einem Arbeitsgang nacheinander durch-führen. Man kann aber auch jede der Techniken für sich allein verwenden. Ge-wöhnlich massiert man kurmäßig täg-lich, ein bis zwei Wochen lang, mit an-schließender Pause. Oder man verwen-det die Stellen je nach Bedarf.

Die klassischen Punkte entsprechen ihrer Lage auf den altchinesischen Meri-dianen. Die Tabelle auf Seite 83 gibt die deutsche Abkürzung an. Zusätzlich wer-den „Punkte außerhalb der Meridiane" („PaM") und neu gefundene Punkte, die sogenannten „Neu-Punkte" („Neu P"), berücksichtigt. Außerdem gibt es auch Sonderpunkte, wobei im Rahmen dieses Buches vor allem die Hand-Punkte eine Rolle spielen. Sie werden als „Hand P" abgekürzt.

In der Regel massiert man (bei paa-rigen Punkten) beide Seiten, wobei sich bei frischen Beschwerden oft der seiten-gleiche, bei chronischen Beschwerden jedoch der gegenseitige als der wirksa-mere Punkt herausstellt.

Schulterbeschwerden

Fußreflexzonenmassage

In der angegebener Reihenfolge massie-ren.

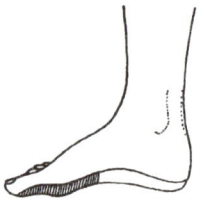

Oberer Wirbelsäulenschnitt

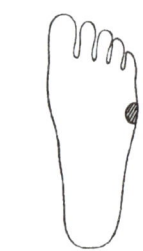

Schulterzone auf der Sohle

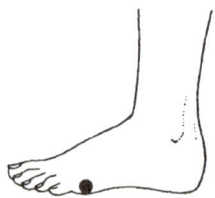

Schulterzone am Außenrist

Rückenreflexzonenmassage

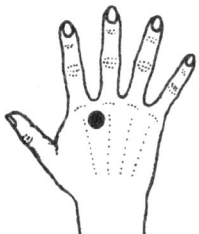

PaM 108

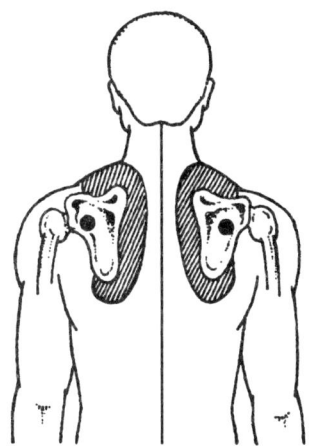

Schulterblattkanten + Punkt DÜ 11
in einem Arbeitsgang

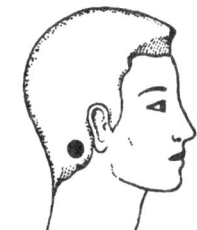

G 20

Akupunktmassage

In angegebener Reihenfolge massieren
(beidseits).

Schulterschmerzen vorne

Bewegungsschmerz bei Drehen des Armes auf den Rücken.

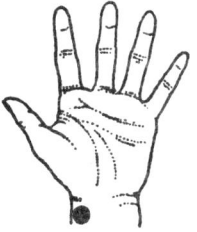

LU 9

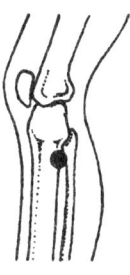

G 34

Schulterschmerzen oben	*Schulterschmerzen hinten*
Bewegungsschmerz bei Heben des Armes nach oben.	Bewegungsschmerz bei Heben des Armes nach vorne.
M 36	B 54
PaM 108	Dü 3
G 20	B 10
Di 4	3E 5

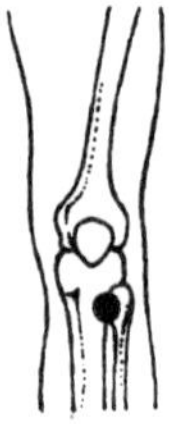

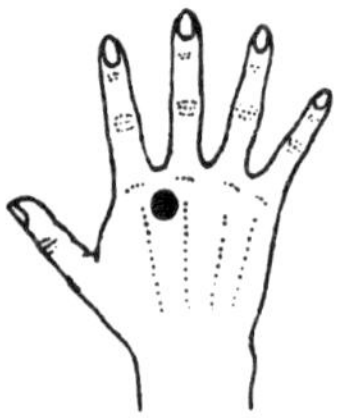

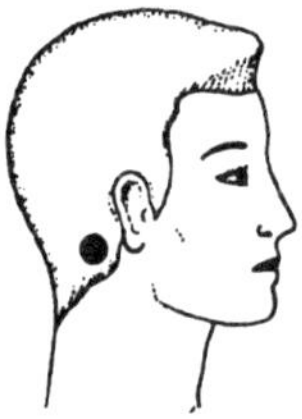

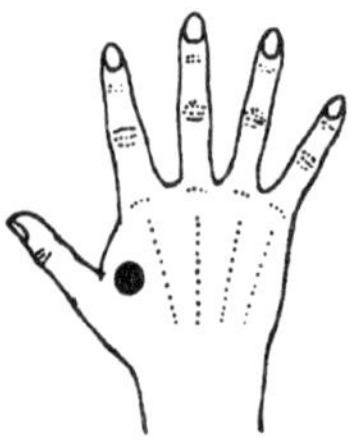

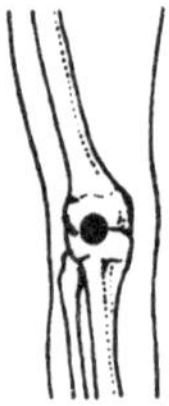

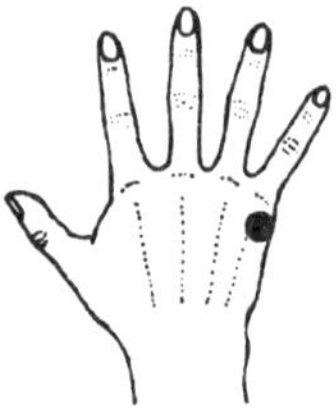

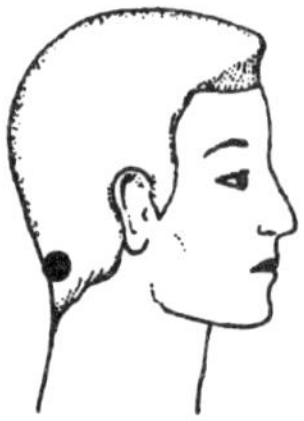

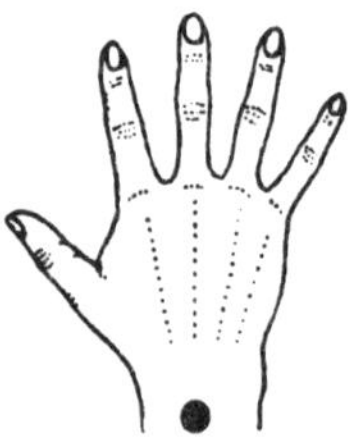

Beschreibung und Lokalisation
der Punkte bei Schulterbeschwerden

◆ Der Punkt **Dü 11** „Himmlische Ahnen". Lokalisation: In der Mitte des Schulterblattes.

◆ Der Punkt **G 34** „Yang-Hügel-Quelle". Lokalisation: Vor und unter dem Wadenbeinköpfchen in einer Mulde, bei gebeugtem Knie gut tastbar.

◆ Der Punkt **PaM 108** „Hexenschuß". Lokalisation: Am Handrücken, zwischen 2. und 3. Mittelhandknochen, nahe den Fingergrundgelenken.

◆ Der Punkt **G 20** „Windteich". Lokalisation: Übergang Nacken-Hinterhaupt, in der Mitte zwischen Ohr und hinterer Mittellinie, in einer Vertiefung.

◆ Der Punkt **Lu 9** „Großquelle". Lokalisation: Am Handgelenk, außerhalb der Pulstaststelle.

◆ Der Punkt **M 36** „Drei Entfernungen". Lokalisation: Oberster Teil der Schienbeinaußenkante, zwischen Waden- und Schienbein, in einer Mulde.

◆ Der Punkt **Di 4** „Talbegegnung". Lokalisation: Am Handrücken zwischen Daumen und Zeigefinger, in der Mitte der Daumenseite des Zeigefingermittelhandknochens.

◆ Der Punkt **B 54** „Mittlere Speicherung". Lokalisation: Direkt in der Kniekehle, im Mittelpunkt der Kniekehlenquerfalte.

◆ Der Punkt **Dü 3** „Hintere Schlucht". Lokalisation: An der seitlichen Handkante, am Ende der queren Handlinie.

◆ Der Punkt **B 10** „Himmelssäule".

Lokalisation: Am Nacken-Hinterkopf-Übergang, 3 cm von der Mittellinie, in einer Vertiefung.

◆ Der Punkt **3E 5** „Außengrenze". Lokalisation: Am Unterarmrücken, 3 cm hinter der Mitte des Handgelenkes.

Ellbogenbeschwerden

Fußreflexzonenmassage

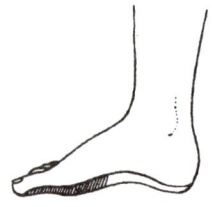

Oberer Wirbelsäulenschnitt

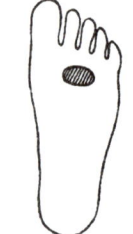

Ellbogenzone auf der Fußsohle

Rückenreflexzonenmassage

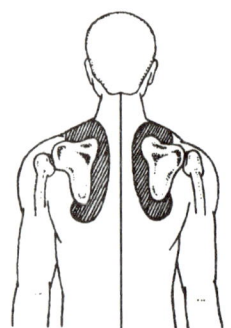

Schulterblattkanten

Akupunktmassage

*Ellbogenschmerzen außen
(„Tennisarm" außen)*

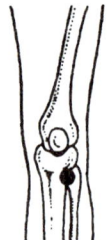

M 36

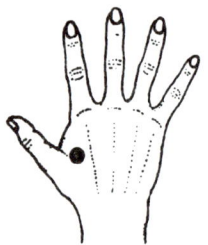

Di 4

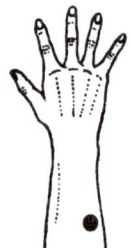

Dü 7

Ellbogenschmerzen hinten
("Tennisarm" hinten)

Ellbogenschmerzen innen – vorne
("Tennisarm" innen)

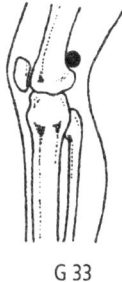
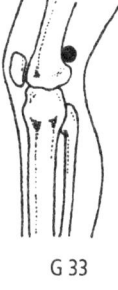

G 33

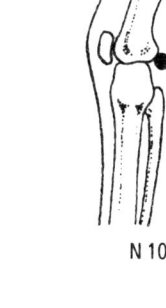

N 10

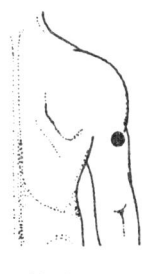
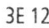

3E 12

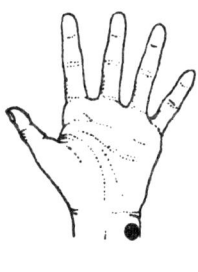

H 7

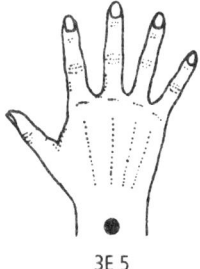

3E 5

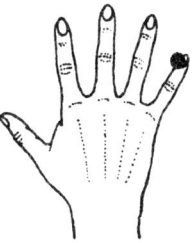

H 9

*Beschreibung und Lokalisation
der Punkte bei Ellbogenbeschwerden*

◆ Der Punkt **M 36** „Drei Entfernungen". Lokalisation: Oberster Teil der
Schienbeinaußenkante, zwischen Wa-
den- und Schienbein, in der Mulde.

◆ Der Punkt **Di 4** „Talbegegnung".
Lokalisation: Am Handrücken zwischen
Daumen und Zeigefinger, in der Mitte
der Daumenseite des Zeigefingermittelhandknochens.

◆ Der Punkt **Dü 7** „Richtiges Glied".
Lokalisation: In der Mitte zwischen
Handgelenk und Ellbogen, seitlich am
Ellenbein.

◆ Der Punkt **G 33** „Yang-Grenze". Lokalisation: An der Knieaußenseite hinten, vor dem tastbaren Sehnenansatz.

◆ Der Punkt **3E 12** „Ableitung des ste-
henden Wassers". Lokalisation: An der
Oberarmhinterseite, unter dem Ansatz
des Schultermuskels, in der Mitte.

◆ Der Punkt **N 10** „Yin-Tal". Lokalisation: Am Knie innen hinten, hinter der
tastbaren Sehne.

◆ Der Punkt **H 7** „Göttliches Tor". Lokalisation: An der mittleren Handge-
lenkfalte, unter dem Kleinfingerballen.

◆ Der Punkt **H 9** „Geringer Angriffspunkt". Lokalisation: Am inneren Na-
gelwinkel des Kleinfingers.

Hand- und Fingergelenk-
beschwerden

Fußreflexzonenmassage

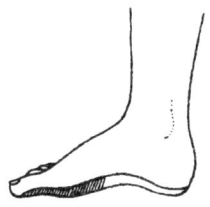

Oberer Wirbelsäulenschnitt

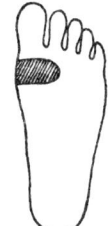

Handgelenk- und Fingerzone
auf der Sohle

Rückenreflexzonenmassage

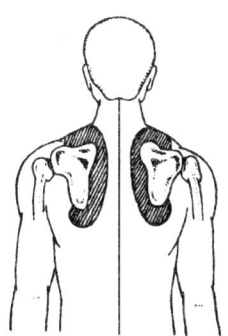

Schulterblattkanten

Akupunktmassage

*Schmerzen und Bewegungshemmung
mehr an der Daumenseite*

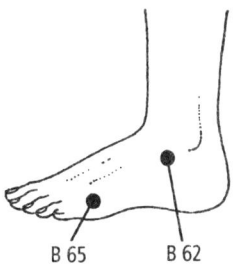

B 65   B 62

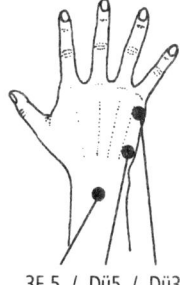

3E 5 / Dü5 / Dü3

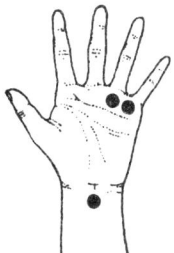

Lokale Punkte

Schmerzen und Bewegungshemmung
mehr an der Kleinfingerseite

Beschreibung und Lokalisation
der Punkte bei
Hand- und Fingerbeschwerden

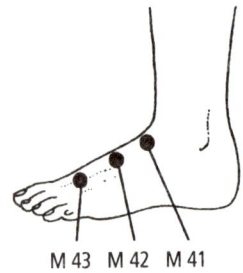

M 43   M 42   M 41

◆ Der Punkt **M 41** „Tibiamulde". Lokalisation: An der Fußrückenmitte, in der Mulde vor dem Sprunggelenk.

◆ Der Punkt **M 42** „Yang-Angriff". Lokalisation: An der Fußrückenmitte, auf der höchsten Wölbung des Fußrückens.

◆ Der Punkt **M 43** „Versunkenes Tal". Lokalisation: Zwischen 2. und 3. Fußmittelknochen, in einer Mulde.

◆ Der Punkt **Di 5** „Sonnenschlucht". Lokalisation: An der Daumenseite des Handgelenkes am Handrücken, in einer Mulde.

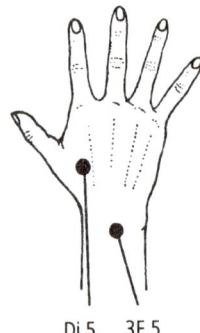

Di 5   3E 5

◆ Der Punkt **3E 5** „Außengrenze". Lokalisation: Am Unterarmrücken, 3 cm hinter der Mitte des Handgelenkes.

◆ Der Punkt **B 65** „Knochenbindung". Lokalisation: Hinter dem Grundgelenk der Kleinzehe, noch über dem Endteil des äußeren Mittelfußknochens.

◆ Der Punkt **B 62** „Gefäß der Streckung". Lokalisation: Vor dem äußeren Knöchel, in einer Vertiefung.

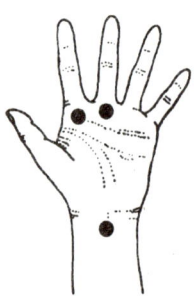

Lokale Punkte

◆ Der Punkt **Dü 5** „Sonnental". Lokalisation: An der Kleinfingerseite des Handgelenkes, in einer Vertiefung.

◆ Der Punkt **Dü 3** „Hintere Schlucht". Lokalisation: An der seitlichen Handkante, am Ende der queren Handgelenklinie.

◆ Lokale Punkte, ohne spezielle Bezeichnung. Lokalisation: Direkt über den Grundgelenken der Finger 2–5, an der Handfläche der Mitte des Handgelenkes, an der Handflächenseite.

Kreuz-, Lenden- und Hüftbeschwerden

Akupunktmassage

Kreuz- und Lendenschmerzen in der Mitte

Bewegungsschmerzen bei Beugen und Aufrichten.

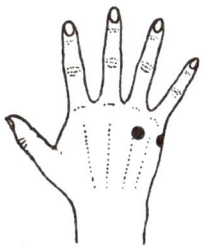

Hand 12, Dü 3

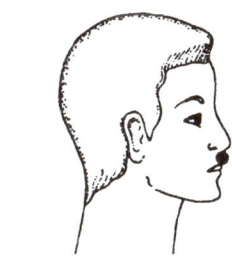

LG 25

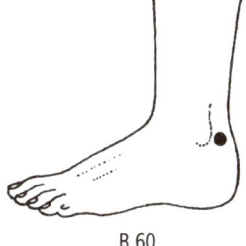

B 60

Kreuz- und Lendenschmerzen
seitlich (Beckenkamm)

Bewegungsschmerz bei Beugen, Strekken und Dehnen des Rumpfes.

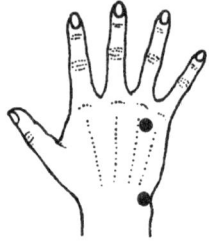

Hand 12/Dü 6

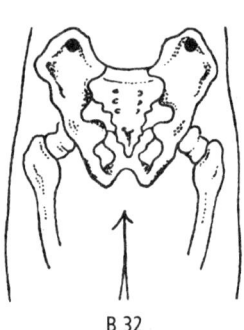

B 32

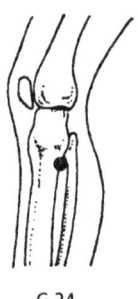

G 34

Kreuz- und Lendenschmerzen
außen, in Hüftgelenk und Leiste
ausstrahlend

Bewegungsschmerz beim Drehen des Rumpfes.

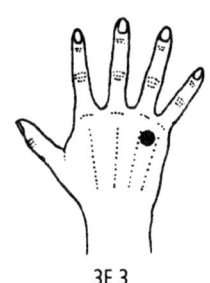

3E 3

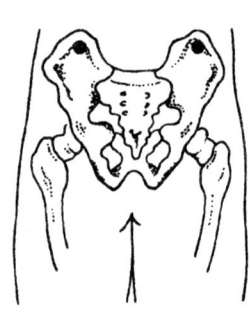

PaM 74

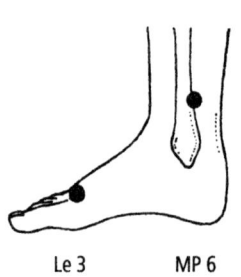

Le 3   MP 6

*Beschreibung und Lokalisation
der Punkte bei Kreuz-, Lenden-
und Hüftbeschwerden*

◆ Der Punkt **Hand 12** „Nervus Ischiadicus". Lokalisation: Am Handrücken, zwischen 4. und 5. Mittelhandknochen.

◆ Der Punkt **Dü 3** „Hintere Schlucht". Lokalisation: An der seitlichen Handkante, am Ende der queren Handgelenklinie.

◆ Der Punkt **LG 25** „Wassergraben". Lokalisation: In der Mitte zwischen Nase und Oberlippe.

◆ Der Punkt **B 60** „Koun Lun" (Name eines Berges in Tibet). Lokalisation: In der Mitte zwischen Achillessehne und Außenknöchel, an der Oberkante des Fersenbeins.

◆ Der Punkt **Dü 6** „Pflege des Alters". Lokalisation: Am vorderen Unterarmrücken, direkt unter dem vorstehenden Ellenbeinknöchelchen.

◆ Der Punkt **PaM 74** „Auge des Kreuzes". Lokalisation: In der Beckenschaufelmitte, in Höhe des 4. Lendenwirbels.

◆ Der Punkt **G 34** „Yang-Hügel-Quelle". Lokalisation: Vor und unter dem Wadenbeinköpfchen in einer Mulde, bei gebeugtem Knie gut tastbar.

◆ Der Punkt **3E 3** „Mittelinsel". Lokalisation: Am Handrücken vorne, zwischen 4. und 5. Mittelhandknochen.

◆ Der Punkt **B 32** „Folgende Grube". Lokalisation: Im 2. Kreuzbeinloch.

◆ Der Punkt **Le 3** „Höchster Angriffspunkt". Lokalisation: Zwischen 1. und 2. Mittelfußknochen, in einer Vertiefung.

◆ Der Punkt **MP 6** „Treffpunkt der drei Yin". Lokalisation: 5 cm oberhalb des inneren Knöchels, an der Schienbeinhinterkante.

Kniegelenkbeschwerden

Fußreflexzonenmassage

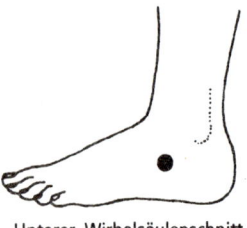

Unterer Wirbelsäulenschnitt

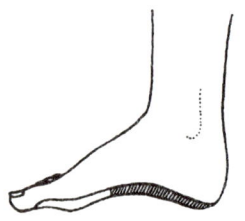

Kniegelenkzone am Außenrist

Rückenreflexzonenmassage

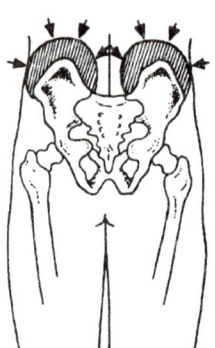

Beckenkammkanten

Akupunktmassage

Kniegelenkschmerzen innen

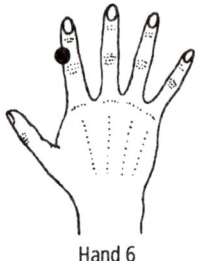

Hand 6

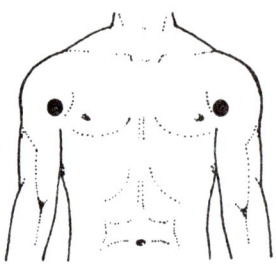

Neu P 69

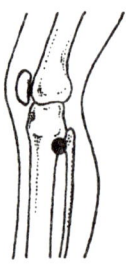

MP 9

Kniegelenkschmerzen außen

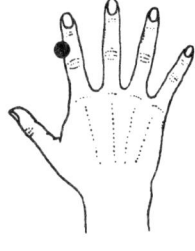

Hand 6

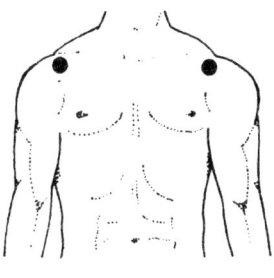

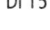

Di 15

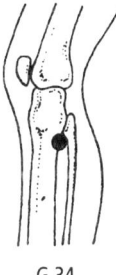

G 34

(Beschreibung und Lokalisation dieser Punkte im nächsten Abschnitt)

Knöchel- und Vorfußbeschwerden

(Keine eigenen Fußreflexzonen; vgl.
Seite 82 Rückenreflexzonen)

Akupunktmassage

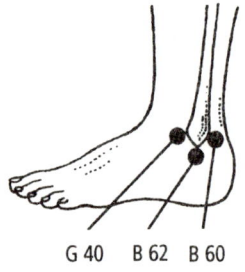

G 40   B 62   B 60

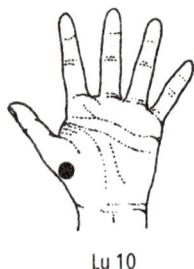

Lu 10

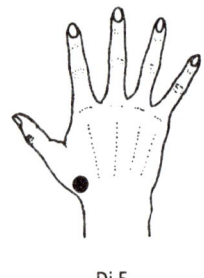

Di 5

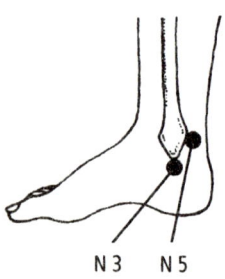

N 3   N 5

*Beschreibung und Lokalisation
dieser Punkte bei Kniegelenk-
beschwerden sowie bei Knöchel-
und Vorfußbeschwerden*

◆ Der Punkt **Hand 6** „Vorderkopf-
punkt". Lokalisation: An der Daumenseite des Zeigefingermittelgelenkes.
◆ Der **Neu-Punkt 69** „Arm heben".
Lokalisation: An der Schulter vorne,
5 cm oberhalb der vorderen Achselfalte.
◆ Der Punkt **MP 9** „Hügelquelle". Lokalisation: An der Kniegelenkinnensei-
te, an der Schienbeinhinterkante.
◆ Der Punkt **Di 15** „Schulterknochen".
Lokalisation: An der Schulter vorne, unter dem Schlüsselbeinende.
◆ Der Punkt **G 34** „Yang-Hügel-Quelle". Lokalisation: Vor und unter dem
Wadenbeinköpfchen in einer Mulde, bei
gebeugtem Knie gut tastbar.
◆ Der Punkt **Lu 10** „Daumenballen-
grenze". Lokalisation: Am Daumenbal-

len, in der Mitte des 1. Mittelhandknochens, an dessen Außenkante.

◆ Der Punkt **Di 5** „Sonnenschlucht". Lokalisation: An der Daumenseite des Handgelenkes am Handrücken, in einer Mulde.

◆ Der Punkt **N 3** „Großbecher". Lokalisation: In einer Mulde unterhalb des inneren Knöchels.

◆ Der Punkt **N 5** „Leucht-Meer". Lokalisation: In der Mitte zwischen innerem Knöchel und Achillessehne.

◆ Der Punkt **B 60** „Koun Lun" (Name eines Berges in Tibet). Lokalisation: In der Mitte zwischen Achillessehne und Außenknöchel, an der Oberkante des Fersenbeins.

◆ Der Punkt **B 62** „Gefäß der Streckung". Lokalisation: Vor dem äußeren Knöchel, in einer Vertiefung.

◆ Der Punkt **G 40** „Hügelmarkt". Lokalisation: Vor dem Außenknöchel, in einer Mulde.

Kneipp-Anwendungen bei rheumatischen Leiden

Rheumatische Erkrankungen bedürfen einer vielschichtigen Behandlung, wenn man erfolgreich sein will. Mit dem medikamentösen Angebot der akademischen Medizin, das vor allem während akuter Schübe unentbehrlich ist, mit physikalischen Maßnahmen zur Erhaltung der Beweglichkeit der Gelenke, mit verschiedenen reinigenden, entzündungshemmenden und aufbauenden Heilpflanzen – und, als sehr brauchbare Unterstützung, mit Kneipp-Anwendungen.

Die verschiedenen Stadien rheumatischer Krankheiten können von Mensch zu Mensch sehr unterschiedlich ablaufen, deshalb ist die Wahl der richtigen Therapie nur aus der Beurteilung des persönlichen Krankheitsfalles möglich.

Diese „Individualität" des Krankseins ist bei rheumatischen Geschehen ausgeprägter als bei den meisten anderen körperlichen Störungen. Danach richtet sich auch die Kneipp-Therapie, die bei allen rheumatischen Krankheiten sehr nutzbringend als Heilungsmethode eingesetzt werden kann.

Neben kurzen Kaltanwendungen in unkomplizierten Fällen oder im fortgeschrittenen Stadium der Besserung spielen dabei warme Bäder mit Zusätzen, Güsse, Wickel und Packungen eine große Rolle. Sehr eindrucksvoll beschreibt Kneipp selbst die erfolgreiche Behandlung eines Patienten mit „Rheumatismus am ganzen Körper, in den Fuß-, Knie-,

Hand- und Schultergelenken", wobei der rechte Arm besonders befallen war. Von Natur aus war der Patient kräftig, durch das schon seit langem bestehende Leiden allerdings ziemlich angegriffen. Kneipp erstellte eine Art Stufenplan, der in den ersten beiden Wochen vorwiegend Warmanwendungen mit besonderer Berücksichtigung des rechten Armes beinhaltete:

◆ Die morgendliche tägliche Ganzwaschung mit kaltem Wasser, aber nur kurz.
◆ Anschließend Arm- oder Fußwickel warm.
◆ 2mal wöchentlich Kräutervollbäder mit 3maligem Wechsel. 3mal wöchentlich Schal (nicht zu heiß, ca. 32 °Celsius). Zweimal wöchentlich Unterwickel warm. (Die Anwendungen wurden tagsüber verabreicht.)
◆ Abends wieder Arm- oder Fußwickel warm.

Da Kneipp die warmen Anwendungen zumindest bei diesem Patienten mit sehr ausgeprägt rheumatischen Beschwerden außergewöhnlich lang beließ (den Schal und den Armwickel am besonders angegriffenen rechten Arm mindestens eine Stunde), war der Patient täglich etwa 4 Stunden in Behandlung.

Heute schreibt man einen solchen Wochenplan mit den in Kneipp-Kurorten und in Kneipp-Anstalten üblichen

Abkürzungen folgendermaßen (vgl. Tabelle unten).

"Nach vierzehn Tagen war bereits eine wesentliche Besserung bemerklich", schreibt Kneipp. Nun folgte die zweite Etappe des Stufenplanes. Der Patient wurde mit der Anweisung in die häusliche Pflege entlassen, die Warmanwendungen immer kürzer zu gestalten und gleichzeitig Wickel mit "temperiertem" – der Verträglichkeit entsprechendem – Wasser, meist bei 22 °Celsius, durchzuführen.

Nach acht Wochen kam der Patient wieder zu Kneipp. Sein Zustand war so zufriedenstellend, daß ihm Kneipp nun ein allgemeines Abhärtungsprogramm zur Vermeidung von Rückschlägen verschrieb. Dieses wurde nur durch gelegentliche warme Wickel (wenn durch Wettereinflüsse oder Überlastung eines der Gelenke wieder zu schmerzen begann) unterbrochen. Ein solches erweitertes Abhärtungsprogramm hat folgendes Aussehen (siehe Tabelle rechts).

Wochenplan für Kneipp-Anwendungen

	morgens 1	morgens 2	tagsüber	abends
Montag	Gw kalt	Fw oder Aw warm	Vb + W (3x) Ha, Fi, Hbl	Fw oder Aw warm
Dienstag	Gw kalt	Fw oder Aw warm	Sh warm	Fw oder Aw warm
Mittwoch	Gw kalt	Fw oder Aw warm	Uw warm	Fw oder Aw warm
Donnerstag	Gw kalt	Fw oder Aw warm	Vb + W (3x) Ha, Fi, Hbi	Fw oder Aw warm
Freitag	Gw kalt warm	Fw oder Aw	Sh warm	Fw oder Aw warm
Sonnabend	Gw kalt warm	Fw oder Aw	Uw warm	Fw oder Aw warm
Sonntag	Gw kalt warm	Fw oder Aw	Sh warm	Fw oder Aw warm

Aw = Armwickel; Fi = Fichtennadel; Fw = Fußwickel; Gw = Ganzwaschung; Ha = Haferstroh; Hbl = Heublumen; Sh = Schal; Uw = Unterwickel; Vb = Vollbad; W = Wechsel.

Erweitertes Abhärtungsprogramm

	morgens	vormittags	nachmittags	abends
Montag	Gw/Trb	Kn	Ag	Wtr
Dienstag	Gw/Trb	Wtr	Kn	Wtr
Mittwoch	Gw/Trb	Kn	Ag	Wtr
Donnerstag	Gw/Trb	Wtr	Kn	Wtr
Freitag	Gw/Trb	Kn	Ag	Wtr
Sonnabend	Gw/Trb	Wtr	Kn	Wtr
Sonntag	Gw/Trb	Kn	Ag	Wtr

Ag = Armguß; Gw = Ganzwaschung; Kn = Knieguß; Trb = Trockenbürstung;
Wtr = Wassertreten.

Die Ganzwaschung

Die Ganzwaschung, eine bevorzugte Anwendung von Kneipp, dient nicht der Reinigung des Körpers, sondern der allgemeinen Abhärtung. Der Körper wird dabei von oben nach unten mit einem feinen Wasserfilm bedeckt. Nur der Kopf bleibt frei. Die Ganzwaschung soll nur auf einem gut durchwärmten Körper erfolgen, am besten also morgens, wenn die Bettwärme noch vorhanden ist und wenn auch das Bett selbst noch warm genug ist, damit man sich dorthin zum eventuellen „Nachdunsten" zurückziehen kann.

✵ Die Technik: Ein rauhes, grobes Handtuch taucht man in kaltes Wasser. Damit „wäscht" man sich. Ohne Reiben oder Frottieren benetzt man zuerst den rechten Arm, dann den linken, den Hals, die Brust, den Bauch, den Rücken, die Beine und schließlich – nicht zu vergessen – die Fußsohlen. Nach Beendigung der Waschung soll der ganze Körper mit Ausnahme des Kopfes von einem dünnen Wasserfilm bedeckt sein. Der ganze Vorgang soll nicht länger als zwei Minuten dauern.

„Jede Waschung, die darüber währt, kann von Übel sein", sagt dazu Kneipp. Am besten wäre nun, sich wieder in das noch warme Bett zu begeben, um nachzudunsten. Man deckt sich allseits gut zu, nur der Kopf schaut heraus – deshalb wurde er in die Waschung nicht mit einbezogen. Nach etwa 10–15 Minuten ist man trocken.

Durch den Verdunstungsvorgang, für den der Körper die Energie liefern muß (560 kleine Kalorien pro Liter Wasser),

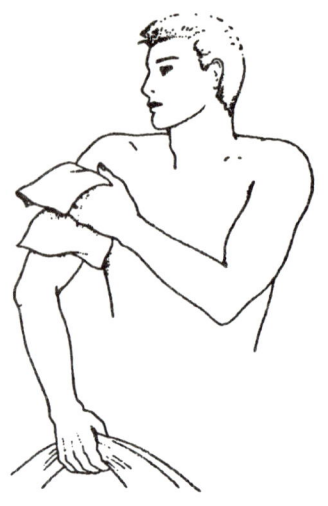

◆ die **Unterkörperwaschung**, bei der der Körper von der Nabelhöhe bis an die Fußsohlen gewaschen wird, und schließlich

◆ die **Leibwaschung**, welche nur den Leib (ohne Hals, Kopf, Arme und Beine) umfaßt.

Außerdem empfahl er, bei geschwächten Menschen dem Wasser Weinessig zuzusetzen (1 Glas pro Liter Wasser). Anfangs verwendete er oft das „temperierte Wasser", mit ca. 22–28 °Celsius. Wenn dann eine gewisse Stabilität der Widerstandskraft erreicht war, ging er auf das „kalte" Wasser mit Temperaturen von unter 20 °Celsius über.

werden Stauungen beseitigt, das Blut wird von den inneren Organen abgeleitet, der Stoffwechsel wird belebt, und feine, anregende Reflexe werden ausgelöst, auch die der Fußsohlen, welche man deshalb nicht vergessen sollte. Nach dem zweiten Aufstehen macht man die übliche Morgentoilette. Fehlt die Zeit, um sich wieder ins Bett legen zu können, geht man folgendermaßen vor: Ohne sich abzutrocknen, kleidet man sich an. Nun dunstet man in der Kleidung zu Ende. Kneipp empfiehlt dazu leichte Gymnastik oder aufwärmende, leichte Arbeit.

Bei geschwächten Patienten ließ Kneipp anstelle der Ganzwaschung nur eine **Halbwaschung** durchführen:

◆ die **Oberkörperwaschung**, die den ganzen Oberkörper einschließlich der Arme umfaßt,

Die Wickel

Zu einem Wickel gehören mindestens drei, besser vier Tücher.

◆ Das nasse **Innentuch** aus grobmaschigem Leinen, möglichst alt und ausgewaschen, so daß es das Wasser gut ansaugt. Hier eignen sich alte Bettlaken oder Handtücher. Es gibt aber auch ein großporiges „Kneipp-Leinen". (Zu den Maßen des Innentuchs siehe Tabelle.)

◆ Das **Zwischentuch**, ebenfalls aus grobem Leinen. Es hilft, den Dunst besser zu halten, und schützt zugleich das meist teure Abschlußtuch vor Verschmutzungen. Es soll das nasse Innentuch an allen Seiten um einige Zentimeter überragen.

◆ Das **Abschlußtuch** aus Wolle oder Flanell. Damit werden die gewickelten

Die Maße des nassen Innentuches

Diese sind von der Körpergröße abhängig. Im Durchschnitt eines Erwachsenen betragen sie:

Fußwickel	(Fw)	80	x	80	cm
Armwickel	(Aw)	60	x	90	cm
Unterwickel	(Uw)	180	x	180	cm
Schal	(Sh)	100	x	100	cm
	plus	50	x	50	cm

Stellen regelrecht eingepackt. Dieses Abschlußtuch soll auch luftdurchlässig sein, denn ein Wickel soll atmen können.

Es gibt heiße, warme, temperierte und kalte Wickel. Im beschriebenen Fall hat Kneipp nur warme Wickel verwendet: Fuß-, Arm- und Unterwickel mit Wasser von 38 °Celsius, den Schal mit Wasser zu 32 °Celsius. Dieser Temperaturunterschied hat eine einfache Erklärung: Jeder Wickel muß vom Patienten als angenehm und wohltuend empfunden werden. Der Schal, der Brustkorb und Arme einschließt, dürfte beim Patienten Atembeschwerden verursacht haben, wenn er zu heiß gewählt worden war. Der Unterwickel umfaßt zwar auch den Brustkorb, aber nur ab der Achselhöhle, und läßt die Arme frei. Hier werden die mit 38 °Celsius doch höheren Temperaturen weniger oder keine Beklemmung verursacht haben.

Wie legt man einen Wickel an?

Zunächst wird man einen Absud mit Kräutern zubereiten. Heute verwendet man gewöhnlich handelsübliche Extrakte, die man in der angegebenen Dosis dem warmen Wasser zusetzt.

◆ Das Bett selbst muß vorgewärmt oder noch körperwarm sein.

◆ Man braucht etwa zehn Sicherheitsnadeln oder Bandagenklemmen.

◆ Bevor man nun das Innentuch naß macht, legt man das Abschlußtuch und darüber das Zwischentuch im Bett zurecht.

◆ Nun taucht man das Innentuch in den richtig warmen Kräuterabsud und näßt es gut durch.

◆ Leicht auswringen – es soll nicht abtropfen.

◆ Dann wird es möglichst schnell faltenfrei angelegt und an die Haut angestrichen.

◆ Sobald es gut sitzt, wird das etwas größere Zwischentuch glatt, aber nicht zu fest darübergelegt. Es soll das Innentuch an allen Rändern überlappen.

◆ Anschließend wird das Abschlußtuch mit den vorbereiteten Sicherheitsnadeln oder Bandagenklemmen fixiert. Besonders bei größeren Wickeln sind zwei Abschlußtücher von Vorteil, da der Dunst dadurch länger gehalten wird.

◆ Schließlich deckt man den Patienten mit einer nicht zu schweren Bettdecke zu.

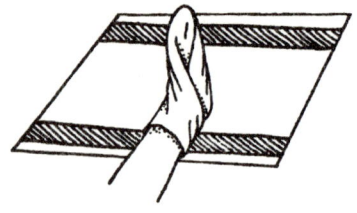

Der Fußwickel

Nach dem Abnehmen des Wickels, der
zumindest 40 Minuten belassen wird,
sollte der Patient noch etwa eine halbe
Stunde nachruhen.

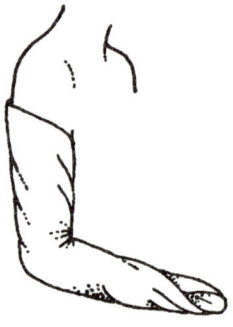

Der Armwickel

Der Unterwickel und der Schal

Der Fuß- und der Armwickel

Fußwickel, Fuß-Waden-Wickel (als
erweiterte Form) und **Armwickel** werden in gleicher Technik angelegt. Sie
sind nur verschieden groß. Die Tücher
werden dabei zum Dreieck gefaltet und
so gelegt, daß die Zehen bzw. die Finger
zur Spitze des Dreiecks zeigen. Davon
muß man so viel freilassen, daß beim
Zurückschlagen der Hand- bzw. der Fuß-
rücken zugedeckt werden.

Beim **Unterwickel** wird der Körper von
der Achselhöhle bis zu den Füßen eingepackt. Das nasse Innentuch wird so
über den Leib und die Beine geschlagen,
daß auch die Füße gut eingepackt werden können. Dazu muß das Tuch unten
ausreichend Spielraum haben.

Der **Schal** umschließt den Oberkörper einschließlich des Halses und die
Oberarme bis zum Ellbogen. Um den
Schalwickel richtig durchführen zu können, muß man das viereckige Innentuch
nach dem Anfeuchten zu einem Dreieck
falten.

◆ Auf dieses legt sich der Patient, wo-
bei die Spitze nach unten, gegen das
Gesäß, die Breitseite nach oben bis zum
Haaransatz gelegt werden (damit auch
der Hals mit eingepackt werden kann).
◆ Nun wird über die Brust das zweite,
kleinere Innentuch gelegt und an beiden
Brustseiten eingeschlagen.

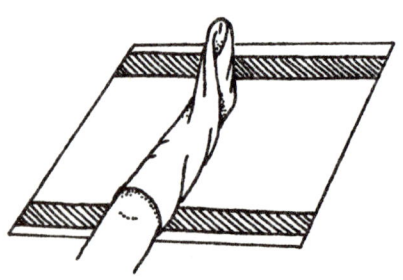

Der Fuß-Waden-Wickel

◆ Darüber wird das große Innentuch gelegt – so daß es auch die Oberarme miterfaßt.

◆ Die zuerst eingeschlagene Spitze des zum Dreieck gefalteten Tuches wird zwischen Brustkorb und Oberarm der anderen Seite gegeben, die zweite Spitze an die Außenseite des zweiten Oberarmes modelliert. So sind Brustkorb und Arminnenseiten durch ein feuchtes Innentuch voneinander getrennt. Dies ist für die richtige Dunstbildung dieses Wickels sehr wichtig.

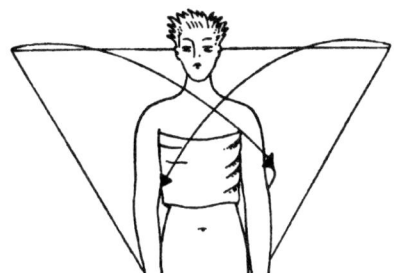

Das Legen der Innentücher
beim Schal

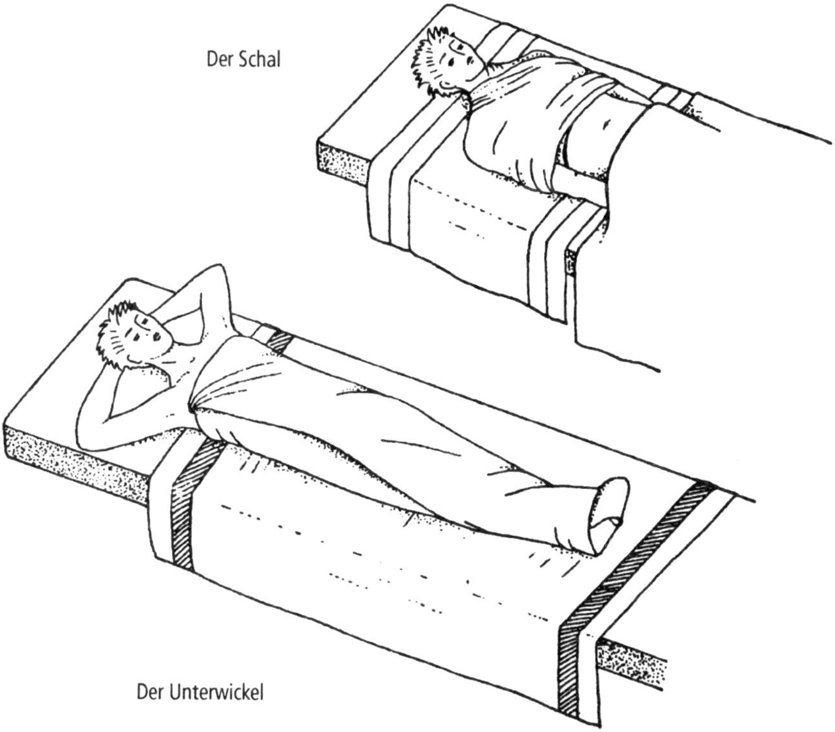

Der Schal

Der Unterwickel

Die Bäder

Auch Bäder gibt es in der Kneipp-Therapie in mehreren Varianten:

◆ Als Vollbäder, Dreiviertelbäder, Halbbäder, Sitzbäder, Armbäder und Fußbäder.

◆ Kalt, temperiert, warm und heiß (Überwärmungsbad), mit gleichbleibender, ansteigender oder abfallender Temperatur.

◆ Als Wechselbäder, das sind warme Bäder, die durch einen kurzen Guß (Dusche, Waschung, Bad) unterbrochen und dann wieder fortgesetzt werden.

◆ Mit oder ohne Badezusatz.

Für die rheumatische Erkrankung des Patienten hat Kneipp das **warme Vollbad mit Kräuterzusatz und dazwischengeschaltetem Wechsel** eingesetzt. Die Temperatur lag bei 38 °Celsius. Höhere Temperaturen führen zum Wärmestau – was besonders bei Rückenleiden manchmal erwünscht ist, aber Herz und Kreislauf stark belastet. Man muß den Arzt fragen, ob sie angebracht und zugleich unbedenklich sind. Und tiefere Temperaturen (unter 34 °Celsius) werden von vielen an rheumatischen Leiden Erkrankten nicht als wohltuend empfunden. Die Gesamtdauer des warmen Vollbades mit dreimaligem Wechsel betrug bei Kneipp 30 Minuten. Also:

◆ Beginn mit warmem Bad, 7 Minuten,

◆ dann 10–15 Sekunden kalte Ganzkörperanwendung (1. Wechsel),

◆ wieder 7 Minuten warmes Bad – kurze Kaltanwendung (2. Wechsel),

◆ das gleiche noch einmal (3. Wechsel).

◆ Den Abschluß bilden ein letztes 7 Minuten-Warmbad und

◆ eine kurze temperierte oder kalte Dusche.

◆ Dann im gut vorgewärmten Bett 30 Minuten lang nachruhen.

Im Hausgebrauch führt man die zwischengeschaltete Kaltanwendung in Form einer kurzen Ganzwaschung durch, da man nicht zugleich warm baden und kalt duschen kann. Erst die abschließende (= vierte) Kaltanwendung wird als Dusche möglich sein, da man das Badewasser jetzt ablaufen läßt. Die Häufigkeit der Anwendung: 2mal pro Woche.

Die Wirkung der Badezusätze

◆ Das **Haferstroh**: Bindegewebsstärkend durch seinen Gehalt an Kieselsäure, zugleich schmerzstillend und antirheumatisch.

◆ Die **Fichtennadeln**: Stoffwechselanregend und muskelentspannend. Der aus den Nadeln und den kleinen Zweigen hergestellte Fichtennadel-Vollextrakt wirkt besonders bei Verspannungen. Bei dem aus Fichtenrinde hergestellten Lohtannin-Bad steht die anregende Wirkung im Vordergrund.

◆ Die **Heublumen**: Sie werden aus der Gesamtheit der Blüten, Gräser, Blätter und Samen, die sich auf einer Wiese befinden, hergestellt. Da bei den Heublumen die schmerzstillende Wirkung im Vordergrund steht, werden sie gerne bei akut auftretendem Hexenschuß eingesetzt. Beliebt ist auch der Heublumensack – gegen kleinflächige Verspannungen am Nacken oder im Lendenbereich. Seine Wirkung ist oft so ausgeprägt, daß man ihn als das „Morphium der Naturheilkunde" bezeichnet hat.

✂ Die **Zubereitung eines Heublumensackes**: Man nimmt einen Leinensack von passender Größe – entsprechend dem Schmerzbereich –, füllt ihn zu drei Vierteln mit Heublumen und knöpft oder bindet ihn gut zu. Der gefüllte Sack wird mit siedendem Wasser überbrüht. 10 Minuten im heißen Wasser lassen, dann mit einer eigenen Heusackpresse oder zwischen zwei Brettern gut auspressen, damit das überflüssige Wasser entfernt wird.

✴ Durch zu heiße Heublumensäcke hat es schon oft Verbrennungen gegeben. Deshalb **Temperatur überprüfen!** Einigermaßen verläßlich ist die Handrückenprobe, sicherer auf jeden Fall die Prüfung mittels eines geeigneten Thermometers. Wie ein Fieberthermometer in die Achsel legt man dieses in eine Falte des Heublumensackes. 42 °Celsius gelten als richtige Temperatur.

Die Trockenbürstung

Die Trockenbürstung ist die zweite Morgenanwendung und wird anschließend an die Ganzwaschung durchgeführt.

Man verwendet eine Badebürste mit Naturborsten. Die Borstenstärke wählt man entsprechend der Empfindlichkeit und Reaktionsfähigkeit der Haut aus.

✂ Die **Technik**, in der üblichen Reihenfolge:
◆ Rechtes Bein,
◆ rechter Arm,
◆ linkes Bein,
◆ linker Arm,
◆ Rücken,
◆ Bauch,
◆ Brust und
◆ zum Abschluß die Flanken.

Man beginnt, mit langen, zügigen Strichen von den Zehen bzw. den Fingern in Richtung Hüfte bzw. Schulter zu bürsten. Die Striche werden immer wieder von kürzeren, kreisenden Bewegungen unterbrochen. Der Rücken wird von den Schultern zum Gesäß gebürstet, Bauch und Brust mit kreisrunden Bewegungen um den Nabel bzw. um die Brustwarzen. Den Abschluß bildet die Behandlung der Flanken von der Hüfte bis zur Achsel.

Die Wirkung der Trockenbürstung liegt in ihrer Anregung der Durchblutung mit Erweiterung der an der Körperoberfläche liegenden Blutgefäße. (Bei bestehenden Krampfadern werden die Beine deshalb nicht gebürstet!) Der Kreislauf wird entlastet, die Herzarbeit rationalisiert. Anschließend an die Trockenbürstung wird die morgendliche Reinigung durchgeführt.

Die Güsse

Für Güsse benötigt man einen Schlauch, der an die Wasserleitung angeschlossen werden kann. Der Schlauch soll mindestens zwei Meter lang sein und eine Öffnung von zirka zwei Zentimetern haben (3/4 Zoll lichte Weite).

Vor jedem kalten Guß (überhaupt vor jeder Kaltwasseranwendung) sollte die nötige Körperwärme vorhanden sein. Sonst muß man mit warmen Kompressen oder durch Vorgießen mit warmem Wasser den Körperteil, an dem man den Guß anbringen will, anwärmen.

Der Knieguß

Unter den insgesamt zwölf verschiedenen Güssen (die selbst wieder variiert werden können in Kalt-, Heiß-, Wechsel- und manchmal Blitzgüsse) nimmt

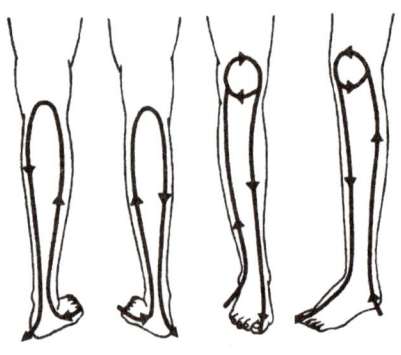

1. Schleife   2. Schleife   3. Schleife   4. Schleife

der kalte Kniegguß eine Sonderstellung ein: Er ist leicht durchführbar, man braucht sich nicht auszuziehen (nur die Beinkleider hochschieben), und die Wirkung ist besonders breitgefächert. Nicht weniger als 12 Einsatzgebiete werden für den kalten Kniegguß angegeben:

1. Zur Besserung der örtlichen Durchblutung von Haut und Muskulatur des Unterschenkels,

2. zur Kräftigung des Knochensystems,

3. zur Behandlung von Organstörungen im kleinen Becken,

4. zur Behandlung von Innervationsstörungen im kleinen Becken (z. B. neurogene Reizblase, Bettnässen) sowie

5. von Erkrankungen der Nieren,

6. von Erkrankungen des Dickdarms,

7. von Erkrankungen der Leber, des Magens,

8. von Lungenstörungen und Bronchialerkrankungen,

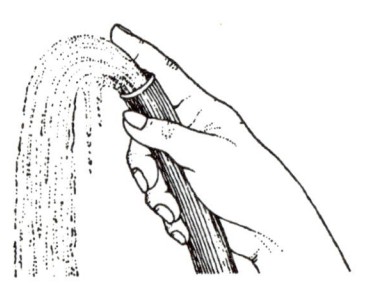

Beim Guß sollte das Wasser aus dem Schlauch nur herausquellen, auf keinen Fall unter Druck spritzen.

9. von katarrhalischen Erkrankungen im Hals- und Kopfbereich (Nebenhöhlenentzündungen, Schnupfen usw.),
10. von vielen Formen von Kopfschmerzen,
11. von Wallungen im Wechsel,
12. von Schlaflosigkeit und nervösen Störungen, wie auch zur Einleitung einer generellen Abhärtung.

✵ Die Technik: Man beginnt mit dem rechten Bein. Von der kleinen Zehe über Außenrist und Ferse zieht man den Strahl über die Wadenaußenseite zur Kniekehle. Dort verweilt man ein bis zwei Sekunden und zieht dann den Strahl die Wadeninnenseite entlang der Ferse, wo der erste Guß (die erste Schleife) endet. Das gleiche führt man spiegelbildlich am linken Bein durch (zweite Schleife). Dann wieder das rechte Bein, diesmal an der Vorderseite: An der Fersenaußenkante beginnend, zieht man den Strahl entlang des Wadenbeins zum Knie, verweilt dort ein bis zwei Sekunden (oder führt eine zusätzliche Schleife durch); dann leitet man den Strahl das Schienbein entlang zur großen Zehe (dritte Schleife). Zuletzt das gleiche – spiegelbildlich – am linken Bein (vierte Schleife).

Alles zusammen sind es also vier Einzelgüsse, von denen keiner länger als 15 Sekunden dauern soll. Nach dem Knieguß streift man das Wasser mit der Hand von den Beinen ab und bewegt sich einige Minuten, bis ein wohlig warmes Gefühl auftritt.

Der Armguß

Er wirkt ableitend auf den Brust- oder Kopfbereich und verbessert daher Stauungen und Schmerzzustände, die dort auftreten. Außerdem wirkt er bei rheumatischen Zuständen der Arme. Auch bei Schwindel hat sich der Armguß nicht selten bewährt.

✵ Die Technik: Für den Armguß benötigt man gewöhnlich eine Hilfsperson. Manche geschickten Kneippianer führen ihn allerdings selbst direkt unter einer Wasserleitung durch, indem sie den Arm kunstgerecht unter dem Strahl durchziehen. Üblicherweise aber benötigt man dazu eine Wanne und/oder ein Stützbrett. Die **Strahlführung** selbst ist einfach: vom kleinen Finger über die Außenkante des Armes zur Schulter, um diese herum an die Innenkante des Armes und zurück zum Daumen; erst der

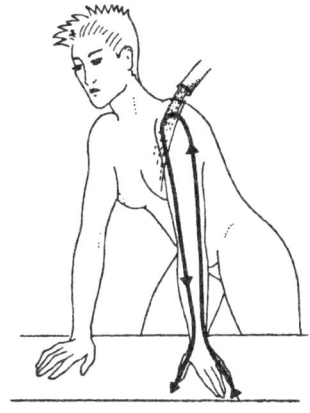

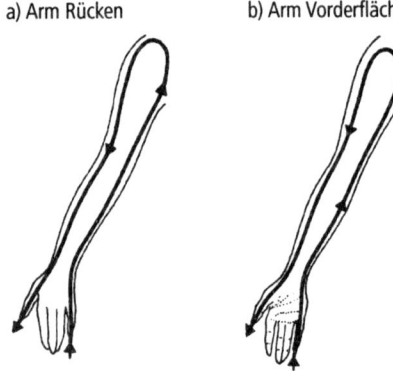

a) Arm Rücken   b) Arm Vorderfläche

Der Armguß beginnt stets am Kleinfinger und zieht
über die Schulter zurück zum Daumen.
1. Armrücken rechter Arm
2. Armrücken linker Arm
3. Arm-Innenfläche rechter Arm
4. Arm-Innenfläche linker Arm

dem Kopf- und Brustbereich eingesetzt, insbesondere zur Linderung von Kopfschmerzen. Davon abgesehen, „bringt **das Wassertreten Ruhe und guten Schlaf**"; es ist deshalb besonders abends zu empfehlen.

✂ Dauer der Anwendung: 15 bis 60 Sekunden.

Man sollte darauf achten, die Beine bei jedem Schritt so weit wie möglich aus dem Wasser zu heben („Storchengang"). So wird die Blutzirkulation am besten gefördert, der Venenfluß mit Hilfe der Muskelpumpe verstärkt, und so werden die arteriellen Hautgefäße durch den Kältereiz gerade richtig aktiviert.

rechte Arm, dann der linke. Im **zweiten Arbeitsgang** werden die Arme umgedreht und nun die Innenseiten begossen: wieder vom kleinen Finger bis über die Schulter zurück zum Daumen; erst der rechte Arm, dann der linke. An der **Schulter** verweilt man mit dem Strahl jeweils 1–2 Sekunden, damit sich von dort aus ein Wassermantel um den ganzen Arm bilden kann.

Eine Anwendung an den Armen, die einfacher durchzuführen ist als der Armguß, ist das Armbad. Man kann es ersatzweise durchführen.

Um in der Badewanne nicht auszugleiten, ist es empfehlenswert, eine Gummimatte mit Noppen unterzulegen, die zusätzlich auch die Reflexzonen der Fußsohlen anregt.

Nach Beendigung des Wassertretens wird das Wasser mit der Hand von den Beinen „abgestreift". Danach trockene, wollene Strümpfe anziehen und einige Minuten schnell gehen, bis sich ein angenehmes Wärmegefühl einstellt.

Verschiedene Auflagen und Wickel

Auflagen unterscheiden sich von Wickeln dadurch, daß sie lediglich auf die schmerzhafte Stelle aufgelegt und nicht um den betroffenen Körperteil herumgeschlagen werden. Auch hier werden ein Innentuch, ein Zwischentuch (beide aus

Das Wassertreten

Kneipp hat diese Anwendung in erster Linie zur Ableitung von Störungen aus grobem Leinen) und ein Abschlußtuch aus Wolle oder Flanell verwendet. Wenn man dem Körperteil Wärme entziehen will, schlägt man das Abschlußtuch wie beim Wickel um den Körperteil, die inneren Tücher aber liegen bloß auf. Die Materialien mit ausgeprägter Wirkung auf Gelenke sind vielfältig: Sie erstrecken sich von den bei Kneipp angewandten Kräutern über verdünnten Alkohol oder Essig bis zum Quark und zu den verschiedenen Heilerden.

◆ **Alkohol** wird auf 30 bis maximal 70 Prozent verdünnt verwendet. Das mehrfach gefaltete Innentuch wird getränkt und auf die schmerzende Stelle aufgelegt. Darüber gibt man das etwas größere Zwischentuch und schließlich das Abschlußtuch. Da man mit Alkoholaufschlägen Wärme entziehen und die Entzündungsbereitschaft eindämmen will, schlägt man das Außentuch ganz um das Gelenk und befestigt es mit Bandagenklemmen oder Sicherheitsnadeln. Nicht gut geeignet ist der bei der Schnapsgewinnung anfallende Vorschuß. Durch seine Fuselöle kann er bei empfindlicher Haut zu ausgeprägten Ekzemen führen.

◆ **Haushaltsessig** wird für den Gebrauch in Auflagen oder Wickeln mit der dreifachen Menge Wasser verdünnt. Essigkonzentrate müssen entsprechend stärker verdünnt werden.

◆ **Quark** (Topfenkäse) ist wegen seiner hautschonenden Wirkung besonders für Auflagen auf den Kniegelenken beliebt. Nach einem Rezept von Kneipp

wird der Quark mit Molke zu einer gut streichfähigen Salbe verrührt und messerrückendick auf das Innentuch gestrichen. Die Quarkauflagen kann man auch bei bestehenden Krampfadern in der Umgebung der Kniegelenke verwenden.

◆ **Heilerde** – Lehm oder Löß – wird lauwarm aufgetragen. Durch Verrühren mit Wasser erreicht man eine streichfähige, homogene Paste, die man direkt auf die Haut oder auf das Innentuch streichen kann. Heilerde regt die Durchblutung bei gleichzeitigem Wärmeentzug an und sorgt für den guten Abtransport verschiedener Schlackenstoffe.

◆ **Moor** wird bei entzündlichen Erkrankungen nur kalt, bei nichtentzündlichen Gelenkleiden und Muskelschmerzen nach Erwärmung auf 40 °Celsius aufgetragen. Man verwendet Dickmoor, das mit kaltem oder heißem Wasser zu einem Brei verrührt wird. Es gibt auch gebrauchsfertige Moorerden, die man entweder mit kaltem Wasser befeuchtet oder über Wasserdampf bzw. mit heißem Wasser erwärmt. Das Heilmoor wird nur aus einer bestimmten Schicht des Moorvorkommens, wobei Flachmoore (Niedermoore) außergewöhnlich gehaltvoll sind.

◆ **Fango** ist die italienische Bezeichnung für fein gemahlenen mineralischen Sand, der aus vulkanischem Gestein gewonnen wird. Fango-Auflagen stellt man aus Fangopulver durch Verrühren mit heißem (Heilquellen-)Wasser her. Mit Schwefelquellen-Wasser erhält man über die Wärmewirkung hinaus einen zusätzlichen Reizfaktor. Bei der Selbstherstellung verwendet man gewöhnlich Fangopulver, dem Paraffin zugesetzt ist. Diese Mischung wird mit heißem Wasser zu einem Brei von 50 °Celsius verrührt. Fangoparaffin läßt sich gut an die Haut anlegen. Vorsichtig muß man aber bei entzündlichen Gelenkerkrankungen sein, da eine zu heiße Auflage den Schmerzzustand verschlimmern kann.

Gelegentlich kommen durch falsche Bezeichnungen Irrtümer zustande: Das bekannte „Eifelmoor" ist kein Moor-, sondern ein Fangovorkommen.

Je nach Intensität der Wirkung beläßt man die Auflagen bzw. Wickel verschieden lange.

- Alkohol, Essig oder Quark über Nacht bzw. im mehrmaligen Wechsel hintereinander; die Auflagen kann man täglich durchführen.
- Heilerde eine Stunde, 3mal wöchentlich bis täglich.
- Heilmoor 20–40 Minuten, 3mal wöchentlich.
- Fango 20–60 Minuten, 3mal wöchentlich.

Der Überbegriff *Peloide* bezeichnet alle Ablagerungen, die man in der Bäderheilkunde zu Heilzwecken verwenden kann. Man teilt sie in vorwiegend organische Peloide (die Moore), vorwiegend mineralische Peloide (Schlick, Kreide) und rein mineralische Peloide ein (die eigentlichen Heilerden, welche im wesentlichen aus Lehm, Mergel, Löß und Lößlehm bestehen, und Sand – Fango).

Die chronisch rheumatischen Erkrankungen gehören zum Hauptanwendungsgebiet der Peloidbehandlung, mit welchem Mittel auch immer sie durchgeführt wird.

Es gibt aber auch Gegenanzeigen: Akute Entzündungen und fieberhafte Erkrankungen, schwere Herz-Kreislauf-Schwäche und die konsumierenden Erkrankungen wie Tuberkulose oder bestimmte bösartige Leiden.

Bei entzündlichen Reizerscheinungen im Gelenk- oder Muskelbereich dagegen ist eine Peloidbehandlung mit Vorsichtsmaßnahmen oft durchaus sinnvoll. Hier berät man sich mit seinem Arzt.

Nach Abnahme einer Auflage oder eines Wickels wird eine Reinigungsdusche durchgeführt. Anschließend sollte man eine halbe Stunde nachruhen.

Eine besondere Form sind die reinen **Paraffinpackungen**. Das Paraffin ist ein Produkt der Erdölgewinnung und wird zur Herstellung von Kerzen, Bohnerwachs oder auch für Salbengrundlagen verwendet. Paraffin hat ein geringes Wärmeleitvermögen und kann deshalb auch mit höheren Temperaturen angewandt werden als die oben besprochenen wasserhaltigen Packungen. Es darf allerdings kein Tropfen Wasser in die Paraffinpackung kommen, sonst können Verbrennungen entstehen. Auch die Haut muß vor der Anwendung völlig trocken sein! Das Paraffin wird bis zum Schmelzen erhitzt – sein Schmelzpunkt liegt bei 54 °Celsius, also höher als die Erträglichkeitsgrenze für heißes Wasser, die bei 46 °Celsiùs liegt. Dann erhitzt man es noch auf 60 °Celsius und beginnt das heiße Paraffin aufzupinseln. Der Pinsel darf kein Metall enthalten: Auf diese Temperaturen erhitztes Metall bewirkt Verbrennungen!

Da das Paraffin rasch am Pinsel abkühlt, kommt es bei ca. 55 °Celsius auf die Haut. Nun werden mehrere Schichten aufgepinselt und das Ganze mit einem Plastiktuch bedeckt. Darüber die Woll- oder Flanelldecke als Außentuch. Anwendungsdauer: 20–60 Minuten, jeden zweiten Tag.

Paraffin kann man, im Unterschied zu den Peloiden, mehrmals verwenden. Benutztes Paraffin muß man 20 Minuten lang auf 130 °Celsius erhitzen, um es zu entkeimen, und dann durch ein Tuch filtrieren. Das ist ein Vorteil gegenüber den Peloiden, die nach einer Anwendung zehn Jahre gelagert werden und vor Wiederverwendung auf hygienische Reinheit untersucht werden müssen.

Paraffinpackungen halten die Wärme im Gelenk bzw. über dem Muskel, werden also bei degenerativen Erkrankungen eingesetzt. Für alle Warmanwendungen bei Pakkungen, Auflagen und Wickeln braucht man ein verläßliches Thermometer.

Schließlich gibt es für die örtliche Wärmezufuhr eigene abgesteppte Stoffhüllen, die mit einem Quellmaterial gefüllt sind, das die Wärme nur allmählich abgibt. Sie sind im Fachhandel in allen Größen erhältlich.

❋ Natürlich bereitet dem Laien die Entscheidung, ob eine kalte oder warme Auflage angewandt werden soll, manchmal Schwierigkeiten. Es gibt eine (allerdings nicht ganz verläßliche) Faustregel: Wenn sich ein schmerzendes Gelenk heiß anfühlt, will es Wärme abgeben. Dann sind die wärmeentziehenden kalten Auflagen oder Wickel mit Alkohol, Essigwasser oder Quark am besten. Ist das schmerzende Gelenk temperaturneutral und hat es eine gute Gefäßreaktion, dann verwendet man die leicht erwärmenden kalten Heilerde- oder Mooraufflagen. Sie halten die Wärme, ohne zu überhitzen, und wirken mehr auf Grund ihres mineralischen bzw. organischen Gehaltes. Fühlt sich das Gelenk temperaturneutral oder gar kalt an und hat eine schlechte Gefäßreaktion, dann sind die warmen Auflagen günstiger: Das Gelenk braucht Hilfe, um seinen Umsatz zu erhöhen.

Die Gefäßreaktion überprüft man, indem man mit einer nicht zu spitzen Nadel (Federkiel) über die Haut streicht. Rötet sich die Haut wie an gesunden Stellen, ist die Gefäßreaktion normal. Rötet sie sich verzögert oder überhaupt nicht, ist die Gefäßreaktion mangelhaft. Bei entzündlichen Geschehen rötet sie sich in der Regel übertrieben schnell und breitet sich aus. Natürlich ist auch das nur eine Faustregel – in Zweifelsfällen befragt man den Arzt.

❇ Für die Zeitdauer bzw. das Wechseln eines Wickels gibt es eine Faustregel: Wenn der warme Wickel die Körpertemperatur angenommen hat und sich sogar kalt anzufühlen beginnt oder der kalte Wickel warm wird, dann hat er seinen therapeutischen Zweck erfüllt.

Kalte Wickel oder Auflagen beläßt man manchmal absichtlich länger, um eine „reaktive Erwärmung" zu erzielen, eine Gegenreaktion des Körpers. Das Tuch mit der Auflage nimmt dann die Körperwärme an und staut sie zurück. Das mag manchmal erwünscht sein; ansonsten nimmt man jeden Wickel ab, wenn der Körper zu schwitzen beginnt. Eine Ausnahme ist die „Schwitzpackung", kalt oder warm, bei der diese Reaktion absichtlich angestrebt wird. Diese aber sollte man nie ohne Anwesenheit einer fachkundigen Person durchführen – die Kreislaufbelastung ist manchmal beachtlich, und natürlich besteht auch die Gefahr der Erkältung.

Bewegung und rheumatische Beschwerden

✉ Hydrotherapie nach Kneipp und dem Zustand angepaßte regelmäßige Bewegungsübungen – möglichst kurzzeitig und mehrmals am Tag; dazu psychische Betreuung. Damit halte ich mich auch selbst beweglich.

(Carl Ofenstein, St. Wolfgang)

✉ Öl-Bad (Heublumen), anschließend mit Rotöl oder Arnikaöl einreiben, ein bis eineinhalb Stunden in Schafwollprodukten nachruhen. Dann Bewegung ohne Belastung, wie flott gehen, radfahren, Gymnastik, fröhlich sein und tanzen.

(Rosl Pronath, Gmünd)

✉ Zu Ihrer Frage über Gelenkschmerzen habe ich die Erfahrung gemacht: Bewegung, Bewegung! Radfahren, gehen, schwimmen. Auch radfahren im Liegen.

(Elfriede Dehmelt, Starnberg)

✉ Ich verschaffe mir trotz der Schmerzen an vielen Gelenken Bewegung durch Spaziergänge und leichte Gymnastik – möglichst vor dem Bad.

(Anneliese Dabella, Suhl)

✉ Ich hatte viele Jahre lang Fußgelenkbeschwerden und habe sie sehr bessern können, indem ich, wo ich gerade sitze, mehrmals am Tag mit den Füßen das gedruckte Alphabet schreibe, in die Luft natürlich. Sonst hat man kein Zeitgefühl und hört bald wieder auf. Von A bis Z ist

es eine gute Dauer. Seit einem Jahr mache ich dasselbe mit den Händen und mit den einzelnen Fingern. Es fördert die Beweglichkeit. Man kann das gleiche auch mit den ganzen Armen machen und dadurch die Schultern bewegen.

(Dorothea Gröbner, Hamburg)

✉ Rücken- und Kreuzschmerzen werden besser, wenn man sich mit den Händen so hoch an eine Stange hängt (Reckstange), daß die Füße nicht den Boden berühren. So lange man es aushält. Danach sofort flachlegen, damit die Flüssigkeit (Schmiere), die während des Hängens eingesogen wurde, nicht gleich wieder hinausgedrückt wird. Ich mache es seit Jahren mit bestem Erfolg (bin 62).

(Helmut Lippmann, Mittweida)

✉ Fast ein Wundermittel gegen die schmerzhafte Arthrose im Knie: täglich eine halbe Stunde auf den Tisch setzen und die Beine baumeln lassen.

(Thea Wittwer, Eschenlohe)

✉ Immer Bewegung! Abends noch mal ins Freie, 5 Minuten Bewegungsübungen an der Luft. „Wer rastet, der rostet", sagte meine Großmutter.

(Marianne Nestler, Arnsfeld)

✉ Gelenkschmerzen sind nicht nur ein medizinisches Problem, sondern Ergebnis der gesamten Lebensführung in der

Zivilisationswelt. Hauptursache ist der Bewegungsmangel, und hier wieder die fehlende, anstrengende Ganzkörperbewegung. Eine gute Wirbelsäule ist abhängig von der sie tragenden Muskulatur. Je besser die Rücken- und Bauchmuskulatur ausgebildet ist, desto besser für die Wirbelsäule. Übertriebener Sport schadet, zu wenig Tätigkeit führt zu Knochenschwund. Als Folge des Bewegungsmangels wird er immer häufiger. Mit gezielter Gymnastik und muskulärer Aufschulung – Schulung der Muskeln, die das Gelenk umgeben, somit als Stütze dienen und das Gelenk exakt führen – vermeidet man Fehlstellungen und Fehlführungen. Auch angeborene Wirbelsäulenschäden kann man durch richtigen Muskelaufbau ausgleichen. Extremen Belastungen sollte man schmerzhafte Gelenke nicht aussetzen.

(Erika Koch, Großalmerode)

Gezielte Vorbeugung kann tatsächlich einen Großteil der Gelenkbeschwerden verhindern. Man könnte die nicht-entzündlichen Gelenkerkrankungen – die Arthrosen – bei richtiger Lebensweise sicher auf ein Fünftel des derzeitigen Standes einschränken. In dieser (weil nicht anders möglich, sehr gekürzten) Stellungnahme der Sportstudentin Erika Koch sind die Auswege sehr schön beschrieben. Dazu muß man wissen, daß nach gesicherten archäologischen Funden die Arthrosen beim Menschen erst mit der „Entdeckung" der sitzenden Lebensweise auftraten:

In Loisy-en-Brie, einem Gräberfeld aus der späten Jungsteinzeit, hat man von 235 erhaltenen Wirbeln 109 mit Arthrosen gefunden! In Taforalt (Marokko), einem etwas älteren Gräberfeld, fand man 86 voll erhaltene Skelette. Davon waren 52 gelenkkrank und 32 speziell an der Wirbelsäule. Dasselbe zeigten die berühmten Fundstätten von Cro-Magnon und La Chapelle-aux-Saints. Alle diese Menschen lebten vor 10000 bis 100000 Jahren. Die Wissenschaftler schätzen, daß sie täglich mehrere Stunden lang beim Bearbeiten von Feuersteinen, Fellen und beim Töpfern sitzend verbracht haben.

Heute sind Sitzschäden zu etwas Normalem geworden. Es beginnt spätestens in der Grundschule. Die Ernährung spielt dabei auch eine Rolle, die aber zweitrangig ist: Die Fleischesser von Taforalt hatten dieselben Schäden wie die Pflanzenesser von Catal Hüyük in Anatolien. Sie lebten fast zur selben Zeit. Die Lebenserwartung betrug zu dieser Zeit im Durchschnitt 28 bis 30 Jahre.

Heute gibt es eigene „Traktorlenkerschäden", „Fernlastfahrerschäden", ferner Schäden durch Stricken, Häkeln und Sticken, sogar Schäden der Kindergärtnerinnen, die man aus (mehr als fragwürdigen) psychologischen Gründen veranlaßt, auf Sessel zu sitzen, die der Höhe eines Kindes entsprechen!

Da dieses Verhalten etabliert und kaum kurzfristig zu ändern sein wird, wird als Ausgleich nichts anderes zu empfehlen sein, als die gezielte Gymnastik mit muskulärer Aufschulung, wie von Frau Koch empfohlen. Dazu freilich braucht man Fachkräfte. Nach dem Verursacherprinzip müßten die Grundschulen – hier beginnt der verordnete Sitzzwang – sich als erste darüber Gedanken machen.

Unser Körper bezieht seine Nährstoffe aus den Nahrungsmitteln und bringt sie über den Blutweg zur Mehrzahl der Zellen, nicht aber zu den Knorpeln der Gelenke oder zu den Bandscheiben. Diese sind auf die Belastung und Entlastung während der Bewegung angewiesen.

Beim normalen Gehen sind sie zuerst unter Druck und geben verbrauchte Stoffe ab, dann unter Sog und nehmen Stoffe aus ihrer Umgebung – die Gelenkschmiere – auf. Richtig funktioniert das nur beim Normalgewichtigen und beim lockeren Gang. Joggen ist sicher besser als gar nichts zu tun – unsere Vorfahren sind aber eher geschlendert als gelaufen, um bei Gefahr nicht sinnlos außer Atem zu sein, außerdem war das Gelände nicht so eben wie heute. Immer locker und zunächst ohne Anstrengung in Bewegung zu bleiben ist richtig. Dazwischengeschaltete Sprints dienten ursprünglich dem Ausweichen von Gefahren und dem Erlangen einer Beute. Sie sind heute noch in uns eingeprägt, kräftigen Herz und Kreislauf – für die Gelenke bedeuten sie nur mögliche Grenzbelastungen. Nun gibt es entzündliche Gelenkerkrankungen, besondere

Umstände bei älteren Menschen, angeborene Fehlhaltungen, die – was die Bewegungstherapie anbetrifft – nicht durch allgemeine Anleitungen zu bessern sind. Die Maßnahmen müssen individuell angepaßt sein. Es gibt Versuche, mit Hilfe des Computers persönliche Bewegungsprogramme zu ermitteln. Bisher haben sie in der Praxis nicht ganz zufriedengestellt. Es bleibt nur noch ein verbindlicher Rat:

❦ Jeder Patient mit Gelenkbeschwerden sollte seinen eigenen Therapeuten finden, der ihm helfen kann. Eine direkte Befunderhebung gibt den Maßstab dafür ab, was man selbst praktizieren und was man besser lassen sollte. Am besten, man sucht einen fähigen Arzt oder Physiotherapeuten auf.